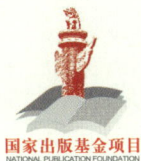

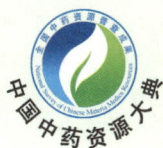

中国中药资源大典
——中药材系列

中药材生产加工适宜技术丛书
中药材产业扶贫计划

天麻生产加工适宜技术

总 主 编　黄璐琦

主　　编　江维克　肖承鸿

中国医药科技出版社

内 容 提 要

《中药材生产加工适宜技术丛书》以全国第四次中药资源普查工作为抓手，系统整理我国中药材栽培加工的传统及特色技术，旨在科学指导、普及中药材种植及产地加工，规范中药材种植产业。本书为天麻生产加工适宜技术，包括：概述、天麻药用资源、天麻栽培技术、天麻特色适宜技术、天麻药材质量评价、天麻现代研究与应用等内容。本书适合中药种植户及中药材生产加工企业参考使用。

图书在版编目（CIP）数据

天麻生产加工适宜技术 / 江维克，肖承鸿主编 . — 北京：中国医药科技出版社 , 2017.11

（中国中药资源大典 . 中药材系列 . 中药材生产加工适宜技术丛书）

ISBN 978-7-5067-9503-6

Ⅰ . ①天… Ⅱ . ①江… ②肖… Ⅲ . ①天麻—中药加工 Ⅳ . ① R282.71

中国版本图书馆 CIP 数据核字（2017）第 195710 号

美术编辑　陈君杞
版式设计　锋尚设计

出版　中国医药科技出版社
地址　北京市海淀区文慧园北路甲 22 号
邮编　100082
电话　发行：010-62227427　邮购：010-62236938
网址　www.cmstp.com
规格　710×1000mm　$^1/_{16}$
印张　6
字数　54 千字
版次　2017 年 11 月第 1 版
印次　2017 年 11 月第 1 次印刷
印刷　北京盛通印刷股份有限公司
经销　全国各地新华书店
书号　ISBN 978-7-5067-9503-6
定价　15.00 元

本书编委会

主　编　江维克　肖承鸿

编写人员　（按姓氏笔画排序）

江维克（贵阳中医学院）

杨昌贵（贵阳中医学院）

肖承鸿（贵阳中医学院）

周　涛（贵阳中医学院）

张光文（贵州乌蒙腾菌业有限公司）

序

我国是最早开始药用植物人工栽培的国家，中药材使用栽培历史悠久。目前，中药材生产技术较为成熟的品种有200余种。我国劳动人民在长期实践中积累了丰富的中药种植管理经验，形成了一系列实用、有特色的栽培加工方法。这些源于民间、简单实用的中药材生产加工适宜技术，被药农广泛接受。这些技术多为实践中的有效经验，经过长期实践，兼具经济性和可操作性，也带有鲜明的地方特色，是中药资源发展的宝贵财富和有力支撑。

基层中药材生产加工适宜技术也存在技术水平、操作规范、生产效果参差不齐问题，研究基础也较薄弱；受限于信息渠道相对闭塞，技术交流和推广不广泛，效率和效益也不很高。这些问题导致许多中药材生产加工技术只在较小范围内使用，不利于价值发挥，也不利于技术提升。因此，中药材生产加工适宜技术的收集、汇总工作显得更加重要，并且需要搭建沟通、传播平台，引入科研力量，结合现代科学技术手段，开展适宜技术研究论证与开发升级，在此基础上进行推广，使其优势技术得到充分的发挥与应用。

《中药材生产加工适宜技术》系列丛书正是在这样的背景下组织编撰的。该书以我院中药资源中心专家为主体，他们以中药资源动态监测信息和技术服务体系的工作为基础，编写整理了百余种常用大宗中药材的生产加工适宜技术。全书从中药材的种植、采收、加工等方面进行介绍，指导中药材生产，旨在促进中药资源的可持续发展，提高中药资源利用效率，保护生物多样性和生态环境，推进生态文明建设。

丛书的出版有利于促进中药种植技术的提升，对改善中药材的生产方式，促进中药资源产业发展，促进中药材规范化种植，提升中药材质量具有指导意义。本书适合中药栽培专业学生及基层药农阅读，也希望编写组广泛听取吸纳药农宝贵经验，不断丰富技术内容。

书将付梓，先睹为悦，谨以上言，以斯充序。

中国中医科学院 院长

中 国 工 程 院 院士　张伯礼

丁酉秋于东直门

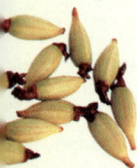

总 前 言

中药材是中医药事业传承和发展的物质基础，是关系国计民生的战略性资源。中药材保护和发展得到了党中央、国务院的高度重视，一系列促进中药材发展的法律规划的颁布，如《中华人民共和国中医药法》的颁布，为野生资源保护和中药材规范化种植养殖提供了法律依据；《中医药发展战略规划纲要（2016—2030年）》提出推进"中药材规范化种植养殖"战略布局；《中药材保护和发展规划（2015—2020年）》对我国中药材资源保护和中药材产业发展进行了全面部署。

中药材生产和加工是中药产业发展的"第一关"，对保证中药供给和质量安全起着最为关键的作用。影响中药材质量的问题也最为复杂，存在种源、环境因子、种植技术、加工工艺等多个环节影响，是我国中医药管理的重点和难点。多数中药材规模化种植历史不超过30年，所积累的生产经验和研究资料严重不足。中药材科学种植还需要大量的研究和长期的实践。

中药材质量上存在特殊性，不能单纯考虑产量问题，不能简单复制农业经验。中药材生产必须强调道地药材，需要优良的品种遗传，特定的生态环境条件和适宜的栽培加工技术。为了推动中药材生产现代化，我与我的团队承担了农业部现代农业产业技术体系"中药材产业技术体系"建设任务。结合国家中医药管理局建立的全国中药资源动态监测体系,致力于收集、整理中药材生产加工适宜技术。这些适宜技术限于信息沟通渠道闭塞,并未能得到很好的推广和应用。

本丛书在第四次全国中药资源普查试点工作的基础下,历时三年,从药用资源分布、栽培技术、特色适宜技术、药材质量、现代应用与研究五个方面系统收集、整理了近百个品种全国范围内二十年来的生产加工适宜技术。这些适宜技术多源于基层,简单实用、被老百姓广泛接受,且经过长期实践、能够充分利用土地或其他资源。一些适宜技术尤其适用于经济欠发达的偏远地区和生态脆弱区的中药材栽培,这些地方农民收入来源较少,适宜技术推广有助于该地区实现精准扶贫。一些适宜技术提供了中药材生产的机械化解决方案,或者解决珍稀濒危资源繁育问题,为中药资源绿色可持续发展提供技术支持。

本套丛书以品种分册,参与编写的作者均为第四次全国中药资源普查中各省中药原料质量监测和技术服务中心的主任或一线专家、具有丰富种植经验的中药农业专家。在编写过程中,专家们查阅大量文献资料结合普查及自身经验,几经会议讨论,数易其稿。书稿完成后,我们又组织药用植物专家、农学家对书中所涉及植物分类检索表、农业病虫害及用药等内容进行审核确定,最终形成《中药材生产加工适宜技术》系列丛书。

在此，感谢各承担单位和审稿专家严谨、认真的工作，使得本套丛书最终付梓。希望本套丛书的出版，能对正在进行中药农业生产的地区及从业人员，有一些切实的参考价值；对规范和建立统一的中药材种植、采收、加工及检验的质量标准有一点实际的推动。

2017年11月24日

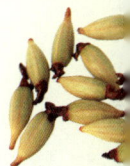

前　言

中药材是中医药和大健康产业发展的物质基础。随着我国中药现代化和大健康产业的快速发展，中药材需求量剧增，为了满足不断增长的医疗需求，历史上很多以野生或少量栽培为主的中药材开始大面积种植，中药农业应运而生，其稳定持续发展事关医疗健康民生工程。中药材种植的迅速发展，出现了不少中药材规模种植区、种植乡、种植县等，药材生产从业人员也迅速增加，这些人员大多缺乏中药材生产加工经验和技术，加之科研成果转化薄弱，市场出现了对中药材生产加工技术的强烈需求。

2016年2月26日，中华人民共和国国务院印发了《中医药发展战略规划纲要（2016—2030年）》，指出在未来15年，要促进中药材种植养殖业绿色发展，加强对中药材种植养殖的科学引导，提高规模化、规范化水平，实施贫困地区中药材产业推进行动，推进精准扶贫。纲要对中药材规范化种植养殖提出了新的想法、做出了战略布局。

为顺应政策导向、社会所需，普及中药材生产加工适宜技术，我们在文献资料整理和产地调研的基础上编写了《天麻生产加工适宜技术》。本书是《中药材生产加工适宜技术丛书》之一，内容包括天麻的生物学特性、地理分布、生态适宜分布区域与适宜种植区域、种子种苗繁育、栽培技术、采收与产地加工技术、特色适宜技术、质量评价、化学成分、药理作用及应用等。本书的出版将推动天麻规范化种植，促进天麻产业与精准扶贫融合，保护天麻资源可持续发展，同时对提高药农中药材生产技术水平有重要的指导意义。

由于编撰人员水平及能力有限，书中缺点和错误难免，敬请读者批评与指正，以便进一步修订。

编者

2017年4月

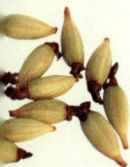

目　录

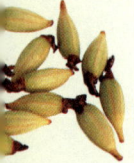

第1章

概　述

天麻 *Gastrodia elata* Bl.为兰科天麻属多年生腐生草本植物,以干燥块茎入药,被历版《中国药典》所收载。立冬后至次年清明前采挖块茎,立即洗净,蒸透,低温干燥即成。天麻性甘、平,归肝经,具有息风止痉、平抑肝阳、祛风通络的功效,主要用于小儿惊风、癫痫抽搐、破伤风、头痛眩晕、手足不遂、肢体麻木、风湿痹痛的治疗。

我国天麻属植物有13种,仅天麻作为药用,野生天麻多分布在北纬22°~46°、东经91°~132°范围内的山区、潮湿林地,全国13个省、区,近400个县均有分布。自20世纪70年代人工栽培天麻获得成功以后,人工种植天麻成为主要的药材来源。目前,人工栽培天麻以贵州大方、德江、毕节,云南镇雄、大关、彝良,湖北恩施、利川,四川通江、广元,陕西汉中、略阳等地区为主要栽培产区。

天麻栽培包括有性繁殖和无性繁殖两种方式,现生产上多采取有性繁殖培育种苗,无性栽培培育商品麻。天麻是一种特殊的兰科植物,无根无叶,不能直接从土壤中吸收无机盐类等养分,完成从种子萌发至当代种子成熟全过程要靠两种或两种以上的真菌供给营养;有性繁殖需有紫萁小菇等共生萌发菌的感染才能发芽,无性繁殖必须依靠蜜环菌供给营养生长发育;因此,培育优质萌发菌、蜜环菌和菌材,是人工栽培天麻获得高产的关键。天麻药材质量受采收时间和加工方式影响较大,以立冬后采收的"冬麻"质量为佳,加工以蒸制为

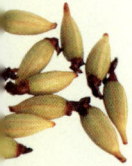

好。对于天麻药材质量的评价，2015年版《中国药典》对其外观性状、水分、总灰分、二氧化硫残留、浸出物、天麻素和对羟基苯甲醇含量进行了规定，文献主要采用总苷、多糖等对其进行质量评价。

现代药理学研究表明，天麻具有镇痛、镇静、抗惊厥、降压、改善记忆等作用，主要用于高血压、偏头痛和帕金森病等。近年来，随着天麻出口量的增加以及在药膳保健和日化用品方面需求量不断增大，多地政府将天麻作为精准扶贫推广种植的中药材之一，因此，加强天麻种植关键技术普及和标准化建设具有重要的指导意义。

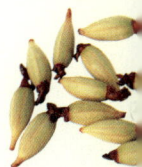

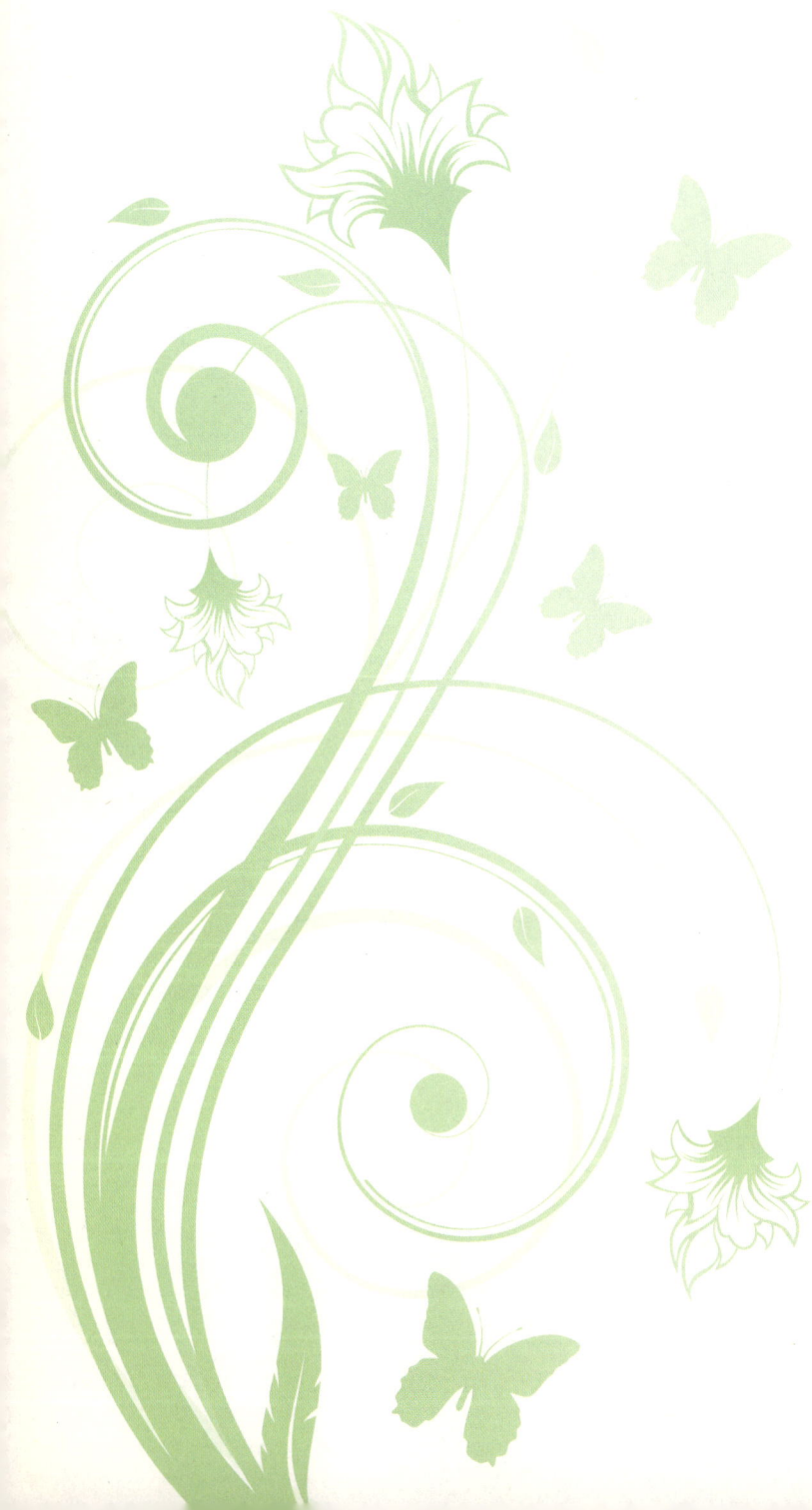

第2章

天麻药用资源

一、形态特征及分类检索

天麻为兰科植物天麻Gastrodia elata Bl.的干燥块茎。植株高30～100cm，有时可达2m；根状茎肥厚，椭圆形至近哑铃形，肉质，长8～12cm，直径3～7cm，有时更大，具较密的节，节上被许多三角状宽卵形的鞘。茎直立，橙黄色、黄色、灰棕色或蓝绿色，无绿叶，下部被数枚膜质鞘。总状花序长5～（30～50）cm，通常具30～50朵花；花苞片长圆状披针形，长1～1.5cm，膜质；花梗和子房长7～12mm，略短于花苞片；花扭转，橙黄、淡黄、蓝绿或黄白色，近直立；萼片和花瓣合生成的花被筒长约1cm，直径5～7mm，近斜卵状圆筒形，顶端具5枚裂片，但前方亦即两枚侧萼片合生处的裂口深达5mm，筒的基部向前方凸出；外轮裂片（萼片离生部分）卵状三角形，先端钝；内轮裂片（花瓣离生部分）近长圆形，较小；唇瓣长圆状卵圆形，长6～7mm，宽3～4mm，3裂，基部贴生于蕊柱足末端与花被筒内壁上并有一对肉质胼胝体，上部离生，上面具乳突，边缘有不规则短流苏；蕊柱长5～7mm，有短的蕊柱足。蒴果倒卵状椭圆形，长1.4～1.8cm，宽8～9mm。花果期5～7月。

天麻属腐生草本植物，地下具根状茎；根状茎块茎状、圆柱状或有时呈珊瑚状，通常平卧，稍肉质，具节，节常较密。茎直立，常为黄褐色，无绿叶，一般在花后延长，中部以下具数节，节上被筒状或鳞片状鞘。总状花序顶生，具数花至多花，较少减退为单花；花近壶形、钟状或宽圆筒状，不扭转或扭转；萼片与花瓣合生成筒，仅上端分离；花被筒基部有时膨大成囊状，偶见两枚侧萼片之间开裂；唇瓣贴生于蕊柱足末端，通常较小，藏于花被筒内，不裂或3裂；蕊柱长，具狭翅，基部有短的蕊柱足；花药较大，近顶生；花粉团2个，粒粉质，通常由可分的小团块组成，无花粉团柄和粘盘。我国有天麻属植物13种，仅天麻作为药用。

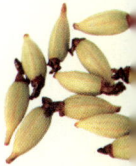

天麻基原植物及其近缘植物分类检索表

1　花被筒外面具明显的小疣状突起。

 2　根状茎细长，圆柱状；花被内轮裂片（花瓣离生部分）很小，宽度不及外轮裂片（萼片离生部分）的1/4；唇瓣上有8条带状隆起 ……………………

   …………………………………………春天麻*Gastrodia fontinalis* T. P. Lin

 2　根状茎较粗短，块茎状或纺锤状；花被内轮裂片（花瓣离生部分）较大，宽度至少为外轮裂片（萼片离生部分）的1/3；唇瓣上不具上述带状隆起。

  3　花被内轮裂片（花瓣离生部分）位于筒口；蕊柱不具蕊喙；但在腹面有1个先端2裂的附属物；柱头近顶生 ………………………………………

   ………………… 无喙天麻*G. appendiculata* C. S. Leou et N. J. Chung

3 花被内轮裂片（花瓣离生部分）位于筒中部；蕊柱具蕊喙，腹面无上述附

属物；柱头侧生 …………… **八代天麻*Gastrodia confusa* Honda et Tuyama**

1 花被筒外面无明显的小疣状突起。

4 花被裂片边缘皱波状或波状。

5 花被外轮裂片（萼片离生部分）与内轮裂片（花瓣离生部分）近等长；唇

瓣很小，几不可见 ………… **北插天天麻*Gastrodia peichetieniana* S. S. Ying**

5 花被外轮裂片（萼片离生部分）明显长于内轮裂片（花瓣离生部分）；唇瓣

存在，明显可见。

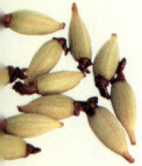

6 花序具2～4朵花；唇瓣离生部分位于花被筒上部近筒口处 ……………

………………………… **秋天麻*Gastrodia autumnalis* T. P. Lin**

6 花序具3～10朵花；唇瓣离生部分位于花被筒近中部处 ………………

………… **勐海天麻*Gastrodia menghaiensis* Z. H. Tsi et S. C.Chen**

4 花被裂片边缘不为皱波状或波状。

7 花序具1～3朵花；花近钟形，口部明显较基部为宽；唇盘上有白毛 …………

………………………… **冬天麻*Gastrodia autumnalis* T. P. Lin**

7 花序具5朵或更多花；花近圆筒状，通常上下等宽或近于等宽。

8 花苞片早落；根状茎（尤其末端）具许多珊瑚状根 ………………

………………………… **夏天麻*Gastrodia flabilabella* S. S. Ying**

8 花苞片宿存；根状茎上不具珊瑚状根。

9 花梗和子房短于或等长于花苞片。

10 根状茎和子房表面不具小疣状突起 ………… **天麻 Gastrodia elata Bl.**

10 根状茎和子房表面具小疣状突起 …………………………………………

………………… **疣天麻 Gastrodia tuberculata F. Y. Liu et S. C. Chen**

9 花梗和子房明显长于花苞片。

11 根状茎肥厚、粗大，直径3~5厘m；柱头狭长 …………………………

………………………… **原天麻 Gastrodia angusta S. Chow et S. C.Chen**

11 根状茎略细，直径不超过2cm；柱头宽阔。

12 花梗在花后继续延长；唇瓣基部的爪较短，占唇瓣全长的1/4~1/3，

爪上的胼胝体近球形 ………………… **细天麻 Gastrodia gracilis Bl.**

12 花梗在花后不延长；唇瓣基部的爪较长，占唇瓣全长的1/2，爪上的

胼胝体非球形 ……………… **南天麻 Gastrodia javanica（Bl.）Lindl.**

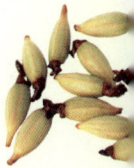

二、生物学特性

天麻是一种特殊的兰科植物，无根无叶，不能直接从土壤中吸收无机盐类等养分，必须依靠蜜环菌供给营养，才能繁殖生长。天麻整个生育期中，除约70天在地表外，常年以块茎潜居于土中，从侵入质体内的蜜环菌菌丝取得生长

发育所需营养物质。每年5～11月为天麻的生长期，12月至次年4月为休眠期。春季当地温达到10℃以上时，天麻开始繁殖子麻，6月地温上升至15℃，子麻进入增长时期，7月中旬地温上升到20℃左右时，块茎生长迅速，9月上中旬，地温逐渐下降，生长随之缓慢，至10月下旬以后，当地温下降至10℃以下，生长趋于停止，块茎进入休眠期。

1. 生长发育规律

天麻从种子萌发至当代种子成熟所经历的过程，叫天麻的生活周期。

（1）种子萌发 6月上、中旬天麻种子与紫萁小菇等共生萌发菌拌种后，共生萌发菌以菌丝形态从胚柄细胞侵入原胚细胞和种胚，分生细胞开始大量分裂，种胚体积迅速增大，直径显著增加。20天左右种子成为两头尖、中间粗的枣核形，种胚逐渐突破种皮而发芽，播种后25～30天就能观察到长约0.8mm、直径约0.49mm的发芽原球茎。

（2）地下块茎形成 发芽后的原球茎，靠萌发菌提供的营养，当年可分出营养繁殖茎，开始第一次无性繁殖并形成原生小球茎。原生小球茎与蜜环菌建立营养共生关系后，7月中、下旬开始明显看到乳突状苞被片突起，到11月份就能形成长约2cm的小米麻。与此同时，营养繁殖茎可长出多个互生侧芽，顶端膨大形成小白麻。立冬后米麻和小白麻开始进入休眠期，即完成第一年的生长期。

（3）地下块茎的生长　第二年4月气温逐渐回升，由种子形成的小白麻和米麻结束休眠，开始萌发生长，进行有性繁殖后的第二次无性繁殖。天麻顶端生长锥分生形成子麻，其余节位上的侧芽则萌生出短缩的枝状茎，这些分枝称一级分枝。在一级分枝上，再进行二级分枝、三级分枝。5月，天麻开始进入旺盛的生长时期，在保持营养充足的条件下，部分小白麻迅速膨胀壮大，成为商品麻，其余块茎通过分枝分节，为翌年提供种源。到11月份，天麻进入休眠期，此时为天麻的收获期。天麻商品麻的形成经过了以下几个阶段发展。

①原球茎　天麻种子萌发后形成卵圆形的不分化组织，呈球状尖圆形，平均长0.4～0.7mm，直径0.3～0.5mm，由原球柄和原球体两部分组成。

②米麻　原球茎进行细胞分裂和组织分化，形成顶芽，顶芽及分枝顶端的分生组织不断生长膨大，形成长度在2cm以下、重小于2.5g的小块茎。

③白麻　天麻种子播种后的翌年春天，随着温度不断升高，米麻的顶芽和侧芽开始萌发，迅速进行细胞分裂和　组织分化，膨大形成白麻。白麻通常有5～11个明显的环节，节上有薄膜质鳞片，鳞片腋内有潜伏芽；顶端具有雪白的尖圆形生长锥，但不具混合芽，不会抽薹出土；基部可见与营养繁殖茎分离时留下的脐形脱落痕迹。一般根据重量大小分为大白麻（重20g以上）、中白麻（重10～20g）和小白麻（重2.5～10g）。

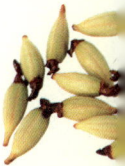

④箭麻 箭麻又称商品麻，由白麻顶芽萌发生长、先端膨大形成。长椭圆形，肉质肥厚，个体较大，一般长8～20cm，重100～500g。外皮黄白色，有马尿腥味，环节明显，一般有14～25节，有时多达30节，节处有薄膜质鳞片，鳞片腋内有突出的潜伏芽，块茎尾部可见脐形脱落痕迹。箭麻具有三大特征，即顶生花茎芽形状如"鹦哥嘴"，尾部有脱落痕迹称为"脐点"，周身的芽眼称为"环节纹"。

（4）花茎的形成与生长 从播种后到第三年开春，当气温升高时，头年冬季发育形成的花原基开始萌动伸长，并开始一系列的发育活动形成花茎。一般情况下，5月下旬平均气温达到15℃左右时，天麻地上茎开始出土，6月份平均气温达20℃左右，茎秆迅速生长，每天可伸长5～6cm。7月中旬花茎的伸长趋于停止，下旬大部分已倒苗。

天麻花穗顶生，为总状花序，花序轴长30～40cm；苞片膜质、狭披针形或线状长椭圆形，长1.5cm，直径3mm，每苞片内具花1朵，少有2～3朵；花左右对称，由花被、合蕊柱、子房、花梗五部分构成。

（5）授粉及果实成熟 天麻花为两性花，在自然条件下，靠昆虫传粉，自花或异花授粉均可结实。天麻授粉成功后，经15～20天果实就可

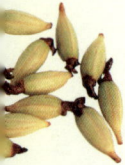

完全成熟。按种子的成熟程度不同，分为3个阶段的种子。果序如图2-1所示。

①嫩果种子　果实表面有光泽，纵沟凹陷不明显，手捏果实较软，剥开果皮部分种子呈粉末散落，有的种子呈团状，不易抖出。种子白色。发芽率可达70%左右，但芽势不整齐（图2-2）。

②将裂果种子　果实表面暗棕色，失去光泽，有明显凹陷的纵沟，但果实未开裂，手捏果实质软，剥开果皮种子易散落。种子呈浅黄色。发芽率可达65%左右。此时是收获最佳时期（图2-3）。

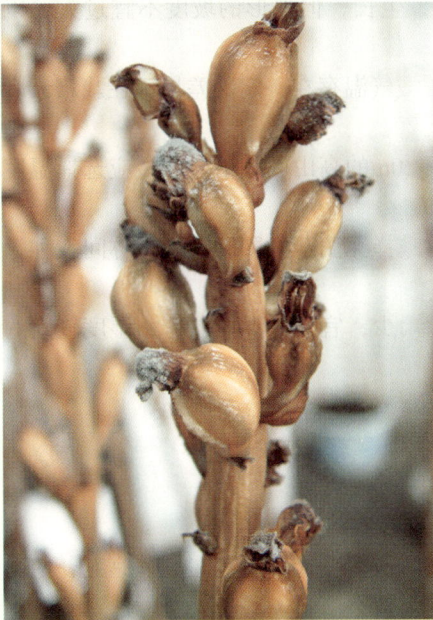

图2-1　天麻果序

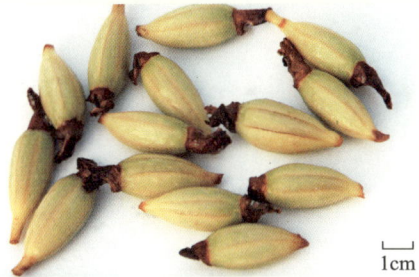

1cm

图2-2　天麻果实—嫩果

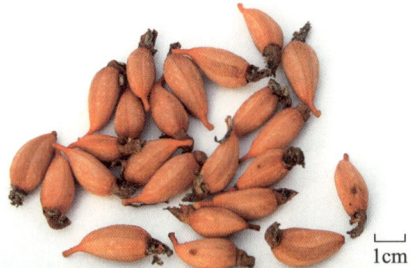

1cm

图2-3　天麻果实—将裂果

13

③裂果种子　果实纵沟已开裂，稍有摇动种子就会飞散。种子呈蜜黄色。发芽率为10%左右（图2-4）。

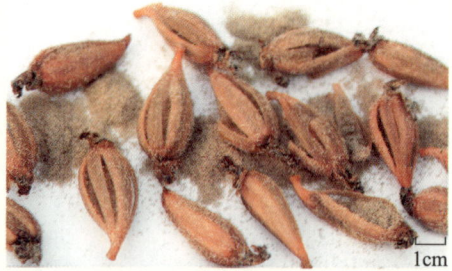

图2-4　天麻果实—裂果

2. 生长环境条件

（1）地势　海拔高度与气候条件有密切的关系，海拔过高，温度偏低，天麻生长缓慢；海拔低，夏季炎热，蜜环菌与天麻的生长会受到抑制。我国西南地区纬度低，气温高，天麻多适宜生长在海拔1500～2000m的高山区；东北地区纬度高，气温低，天麻多分布在海拔300～700m丘陵或低山地区。

（2）地形　天麻虽能在高海拔的地方生长，但地形的坡度不宜过大，以10°～15°的缓坡较为适宜。山的阴坡与阳坡气温存在一定的差异，在栽培天麻时应根据当地的气候条件选择山向。在1500m的高山区栽培天麻，应选择温度高的阳坡栽种；1000～1500m的中山区，选择无荫蔽的阳坡或稀疏林间栽种天麻较好；1000m以下的低山区，夏季温高雨少，宜选择温度较低、湿度较大的阴坡栽培天麻。

（3）气候条件

①温度　温度对天麻的产量和质量影响较大。天麻适宜在夏季凉爽、冬季又不十分寒冷的环境下生长。天麻种子最适在25～28℃条件下发芽，超过30℃

种子发芽将受到抑制；地下块茎在地温14℃左右开始生长，20~25℃最为适宜；蜜环菌的最适生长温度为20~25℃，地温超过30℃，天麻和蜜环菌生长都将受到抑制。天麻在系统发育过程中，形成了低温生理休眠的特性，当深秋温度降至10℃左右时，天麻停止生长进入休眠期。同时，低温条件也能打破天麻的生理休眠，用做种麻的白麻，须经过冬季2~5℃的低温处理，才能萌发生长。在高寒山区栽培天麻时，冬季应覆盖10cm厚的砂土层，并加盖树叶、枯草及塑料薄膜，防止天麻遭受冻害。

②湿度　天麻适合在凉爽、潮湿的环境中生长，我国天麻主产区的年降水总量在1000~1500mm，空气相对湿度在70%~80%，高的可达到90%。土壤含水量在40%~60%。水是天麻生长的必要条件，是块茎的重要组成部分，天麻块茎含水量在80%左右。天麻在不同的季节需水量是不同的。春季块茎萌动期需要土壤中的水分充足；7~9月是天麻块茎生长旺盛期，需要大量的水分供应；暑期高温季节，蒸发量大，土壤干旱会导致幼芽死亡。天麻在不同的生长发育阶段的需水量也不同，天麻种子萌发需充足的水分，若水分不足将导致种子的发芽率降低；开花期缺水会使花粉干枯，导致授粉不孕；结果期间，湿度不宜过大，空气湿度超过90%，不利于果实成熟。满足天麻对水分的需求，除要求适宜的大气湿度外，还要求土壤的含水量适宜。若土壤含水量降到40%以下，蜜环菌和天麻都难以生长。当土壤的含水量超过65%时，只能生长蜜环菌菌索，天麻则不能

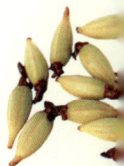

生长；土壤湿度过高，特别是在天麻生长后期，易引起天麻腐烂、中空。

③光照　天麻从栽种到收获，整个无性繁殖过程都是在地下生长，阳光对其影响不大。因而天麻可以在无光条件下栽培。天麻有性繁殖过程需要一定的光照，但不能过于强烈，强光会危害花茎，导致植株基部变黑枯死。

④风　大风对正在抽薹生长的花茎危害较大，会使花茎折断。所以在花茎出土后要加竹竿或木棍，将花茎固定，以免折断倒伏。

（4）土壤　土质疏松肥沃的腐殖土适宜蜜环菌和天麻的生长发育。团粒结构土壤能协调土壤中水分、空气、养料之间的矛盾，改善土壤的理化性质，同时也能满足蜜环菌生长所需的水分和透气性能，是天麻生产上最好的土壤结构形态。总之，天麻适宜在富含腐殖质、疏松肥沃、排水透气良好、pH值5.5～6的砂质壤土中生长。

（5）植被　天麻适宜生长在山区杂木林或阔叶混交林中。伴生植物种类较多，有竹类、青冈、桦木、野樱桃等植物（图2-5）。

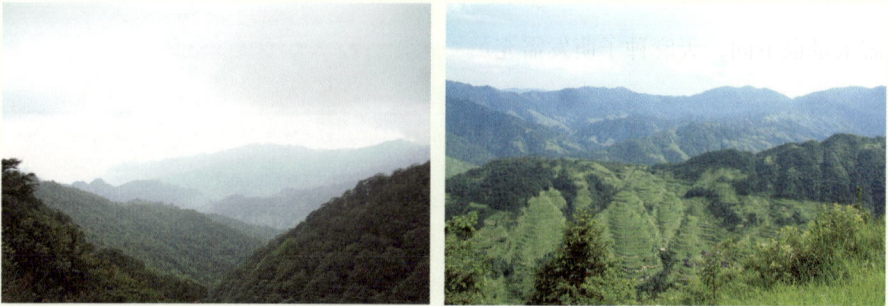

图2-5　天麻生长环境与植被

三、地理分布

天麻属植物全世界约有20种，我国有13种。我国野生天麻多分布在北纬22°~46°、东经91°~132°范围内的山区、潮湿林地。全国13个省、区，近400个县均有分布，包括贵州、陕西、四川、云南、湖北、湖南、西藏、甘肃、安徽、江西、青海、浙江、福建、台湾、广西、河北、河南、山东、辽宁、吉林、黑龙江等省区。

20世纪70年代以前，天麻药材均来自野生，由于无法人工栽培，产量一直受到限制，药材资源主要来自贵州、云南、四川、陕西省区。我国天麻栽培研究工作者对天麻的种植做了大量的探索研究工作，60年代初，摸索出了应用密环菌栽培天麻的技术。经过多年的反复试验，人工试种天麻于1973年获得成功。1978年天麻无性繁殖栽培科研成果通过了鉴定，并分别在陕西、四川、湖南等省推广栽培；20世纪70年代后期，"天麻有性繁殖-树叶菌床法"研究获得成功，该方法1980年获得国家发明二等奖。天麻野生变家种栽培天麻获得成功后，并逐渐得到了推广，之后天麻药材来源主要以栽培为主。现在人工栽培天麻主产区有贵州大方、德江、毕节、安顺、遵义，云南镇雄、丽江、永胜、大关、彝良、永善、迪庆、怒江，湖北恩施、利川、宜昌、麻城，四川通江、广元，陕西汉中、略阳，河南西峡、桐柏，安徽六安等地区。

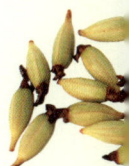

四、生态适宜分布区域与适宜种植区域

天麻分布于贵州、云南、陕西、四川、湖北、安徽、河南、湖南、甘肃、江西、吉林、辽宁、广西等省区。贵州的遵义、正安、毕节、大方、黔南、德江、安顺，云南镇雄、大关，湖北的恩施、利川，四川的通江、广元、南江、旺苍、青川、达县、南充、万源、凉山、荥经，陕西的汉中、宁强、勉县、南郑、城固、石泉、镇平等地均适宜种植生产，尤以贵州大方、德江、遵义、正安，云南镇雄等地区最为适宜。

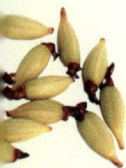

第3章

天麻栽培技术

一、萌发菌的分离与培养

天麻种子的萌发需要有萌发菌的浸染，这些萌发菌来源于小菇属（Mycena）真菌，主要包括石斛小菇（M. dendrobjj）、紫萁小菇（M. osmundicola）、兰小菇（M. orchicola）和开唇小菇（M. noectochila）。

1. 萌发菌菌种的分离

采收田间发芽的原生块茎及播种穴中的树叶作为萌发菌菌种分离的材料。材料取回后，洗净泥砂，在无菌条件下用无菌水冲洗3～5次，然后将原生块茎浸在0.1%升汞溶液中1分钟，取出后剪成3～4段；树叶在0.1%升汞溶液中浸3分钟后剪成0.5cm大的小块，将这些分离体在链霉素液中蘸一下，用灭菌滤纸吸干水分后，接入PDA培养基（配方：去皮马铃薯200g、葡萄糖20g、琼脂18g、水1000ml）平面培养皿中，置于20～25℃下培养。分离体发出菌丝后立即转入PDA斜面培养基试管中，置于20～25℃下培养，待菌丝长满试管即得萌发菌一级菌种。

2. 菌叶的培养

用壳斗科植物的叶子，灭菌后在无菌条件下接入萌发菌的一级菌种，20～25℃下培养10天左右即可染菌。染菌树叶可用于天麻种子的拌播。

二、蜜环菌的分离培养

蜜环菌是天麻无性繁殖阶段生长繁殖的营养物质基础。因此，培养优质蜜环菌和菌材，是人工栽培天麻获得成功的关键。

1. 菌源的采集

可采集野生蜜环菌幼嫩菌索、发育正常尚未开伞的子实体和带有红色菌索的白麻块茎作为蜜环菌菌种分离的材料。

2. 蜜环菌一级菌种的分离培养方法

（1）组织分离方法　是利用蜜环菌子实体、菌索及带菌索的天麻块茎进行分离而获得蜜环菌菌种的方法。具体方法是利用清水洗净蜜环菌子实体等分离材料的泥土，无菌水冲洗2～3次，用0.1%升汞溶液分别浸泡0.5～1分钟，无菌水冲洗2～3次，去掉残留消毒液，然后用无菌刀切取所需要的部分组织置于无菌培养皿中，将切下来的组织在金霉素液中浸润片刻，取出用无菌滤纸吸取表面水液，置于平面PDA培养基上，在25℃恒温条件下培养7天以后开始长出菌索。

（2）孢子分离方法　是利用子实体成熟后散出的孢子在适宜的培养基上萌发，长成菌丝而获得纯菌种的方法。将开伞的子实体横向截去菌柄的下半部，用75%酒精对菌盖表面及菌柄部分进行消毒，消毒后菌褶朝下插在孢子收集装置的支架上。将支架放在无菌培养皿中，然后用灭菌后的大烧杯罩住以收集孢

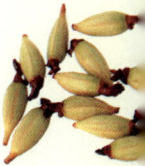

子。待孢子落入培养皿内，用无菌水逐级稀释后，再用无菌吸管吸取，接种在PDA平板培养基上，在25℃恒温条件下培养3～5日即可发出菌索。

3. 菌种纯化

当一级菌种菌丝在平板培养基上刚产生菌索分枝时，选择长势旺盛的幼嫩菌索，截取2mm长段，移入试管斜面培养基中央处，在25℃恒温条件下培养，待菌索长满培养基后即为纯化的母种。

4. 母菌的驯化、二级原种培养

由于用培养基培养的蜜环菌母种对木材没有适应性，直接用作栽培，长势不好甚至不能萌发而死亡。因此，母种必须进行适应性培养，可将驯化后的母种接种在灭菌的木屑培养基上（78%阔叶树锯木屑，20%麦麸或米糠，1%蔗糖，1%石膏粉。先将蔗糖溶于水，然后和锯木屑、麦麸、石膏粉等拌和，料水比为1∶1.2～1.5），装在瓶子里（装量占菌种瓶溶积的1/3或1/2），于25℃恒温条件下培养，待菌索长满培养基后即为二级菌种。

5. 三级栽培菌种的培养

三级栽培菌种的培养料和培养基的制作方法与二级原种相同，装瓶高压灭菌后，每瓶接入1～2段二级固体菌枝，在25℃恒温条件下培养，待菌索长满全瓶即为三级蜜环菌菌种，可用来培养菌枝材和菌棒材。

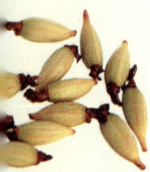

6. 菌种的保藏

斜面菌种冰箱保藏法是菌种保藏的常用方法之一，具体操作是：当菌种在斜面培养基上生长后，从温箱中取出，将试管口用玻璃纸包扎起来，然后移入4～6℃冰箱中，每隔一段时间需转管移植一次。

7. 菌种复壮

菌种复壮时，除应改善培养基的营养条件外，最可靠的方法就是进行有性繁殖，即取蜜环菌的子实体，按孢子分离的方法重新分离培养纯净菌种。

三、菌材的培养

（一）菌枝材的培养

菌枝材树皮较薄，木质嫩，蜜环菌易于侵染，培养菌枝材费工少，投资小而收益高。菌枝材是培养菌床和菌棒材很好的菌种。

1. 备材

选择木质坚实、容易接菌的树种来培养菌枝。适宜蜜环菌生长的树种较多，多种阔叶树均可，桦木、榆木发菌快，最适宜菌枝培养，但易腐朽，不耐用，青冈、槲栎发菌慢，经久耐腐，维持时间长，适宜作菌材。选直径1～2cm的树枝，斜砍成长6～10cm的小段备用。将砍好的树枝在1%蔗糖及0.25%硝酸铵溶液中浸泡4～6小时，可缩短培养时间，提高菌枝质量。

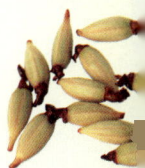

2. 培养时间

菌枝材一年四季均可培养，以3～8月份培养最佳。但也应根据实际需要而定，一般应在菌棒材培养之前的1～2个月进行。天麻无性繁殖冬栽需7～8月培养菌棒材，菌枝材就需在5～6月份培养；若用于无性繁殖春栽，菌枝材需在头年10～11月份培养。用于天麻有性繁殖的菌枝材，3～4月份培养比较合适。

3. 培养方法

选择无污染较清洁的地方，挖30cm深、宽60cm的坑。先在坑底平铺一层1cm厚湿润树叶，然后将树枝相靠摆上一层，在树枝上撒一薄层备好的三级蜜环菌菌种，然后盖一薄层砂土，以盖严树枝和填好枝间空隙为准，不宜太厚。用同样的方法培养8～10层，最后顶上覆盖5～6cm砂土，再盖一层树叶或其他覆盖物以保持湿度。

（二）菌棒材的培养

菌枝材因树段较小，易腐烂，只能短时间满足蜜环菌的营养，故不能直接用于天麻栽培。为了保持天麻生长所需的营养供给，必须用较耐腐蚀，能长期为蜜环菌提供营养的菌棒材拌栽天麻。

1. 备材

选择青冈树、栓皮树、板栗树、桦树等适宜培养蜜环菌的阔叶树种培养菌材。选用直径3～10cm的树干或树枝。将砍伐的树材锯成长45cm左右的段，不

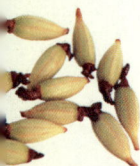

宜劈成木块，这样易损伤树皮，破坏蜜环菌的营养源，而且劈成块后，木质断面易失水，感染杂菌。将木段每隔3～6cm砍一个鱼鳞口，根据木段直径砍2～4排。

2. 培养时间

有性繁殖用菌材于3月上、中旬培养；无性繁殖冬栽用菌材于6～8月培养，春栽于9～12月培养。

3. 培养场地

场地应清洁，无污染；砂质土壤，透水、透气，能保湿，pH值5～6，最好是生荒地，无人畜践踏；在高山区应选择背风向阳的地方，而低山区则应选择能蔽阴、靠近水源处。

4. 培养方法

（1）坑培法　挖深40～50cm的坑，大小根据地形而定，将坑底土壤挖松整平，铺一层薄树叶（约1cm厚），树叶上平摆一层木棒，两棒间加入菌枝3～4根，用清水浇湿木棒和树叶，然后用砂土或腐殖土填好棒间缝隙，土壤不宜过厚，以盖过木棒为准。继续放入第二层木棒，棒间加入菌枝后覆土一层。如此依次培养4～5层，最后覆6～10cm厚土使顶部与地表持平，顶部覆树叶或带叶的树枝一层，以防雨水冲刷，并起到保温保湿的作用。该方法适合于低山区气温稍高且干燥的地方。

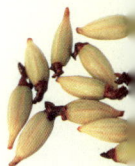

（2）半坑培法　挖深约30cm的坑，培育方法与布局同于坑培法，只是最上面的1～2层木棒高出地面，顶部覆土6～10cm，高出地面的部分整呈弧状的龟背形。

（3）堆培法　堆培法不挖坑，而是在地面上直接将木棒一层层堆积起来培养。将地面整平后铺一层树叶，把已经准备好的木棒平铺一层在地上，采取从底层向上呈梯形摆放，菌材堆的高度一般为40～50cm。两棒间加入菌枝3～4根，用清水浇湿木棒和树叶，然后用砂土或腐殖土填好棒间缝隙，以盖过木棒为准。继续往上堆第二层木棒，棒间加入菌枝后覆土一层。依此法培养4～5层，最后覆6～10cm土将菌材包住，外观呈圆弧形。此法适合于温度低、湿度大的高山区培育菌材。

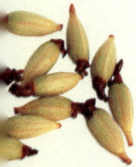

四、种子种苗繁育

（一）种子生产

1. 种质的选择

天麻（*G.elata*）在栽培过程中产生了许多变异，根据花茎和花的颜色、块茎的形状、折干率等的不同，将天麻（*G.elata*）划分为5个类型，即原变型红天麻（*G.elata* Bl. f. *elata*）、乌天麻（*G.elata* Bl. f. glauca S. Chow）、绿天麻（*G.elata* Bl. f. *Viridls*）、松天麻（*G.elata* Bl. f. *alba* S. Chow）和黄天麻（*G.elata*

Bl. f. *flauida* S. Chow ）。

（1）红天麻　红天麻也称红秆天麻。植株高大，常达1.5～2m；花茎橙红色；花黄色而略带橙红色；果实椭圆，肉红色；块茎较大，常呈哑铃形，最大单个重量在1kg，含水量在85%。主要分布于我国黄河及长江流域诸省，遍及西南及东北地区。适宜在海拔500～1500m的长江流域栽培。具有生长快、适应性广、分生能力强和耐寒等特性。是野生驯化后优良高产栽培品种（图3-1）。

（2）乌天麻　乌天麻也称乌秆天麻。植株高大，常达1.5～2m或更高；花茎灰棕色，带有明显的白色纵条斑；花蓝绿色，花期6～7月；果实上粗下细倒圆锥形，有淡黄绿色与褐绿色条纹；块茎椭圆形至卵状椭圆形，节较密，含水量常在70%以内，有时仅为60%。主要产于海拔1500m以上的高山区，在贵州与四川西部、云南东北部及西北部有分布。乌天麻块茎折干率高、质坚实，外观品质佳，药用质量高，是优良的栽培品种，云南、贵州栽培的天麻多为此类型（图3-2）。

（3）绿天麻　植株高大，一般高1～1.5m；花茎淡蓝绿色；花淡蓝色至白色，花期6～7月；块茎长椭圆形或倒圆锥形，节较密，节上鳞片状鞘多，单个最大重量可达600g，含水量约70%。产于东北至西南诸省区（图3-3）。

（4）松天麻　植株高约1m，花茎黄白色；花白色或淡黄色，花期4～5月；块茎常为棱形或圆柱形，含水量在90%以上。产于云南西北部。常生于松栎林

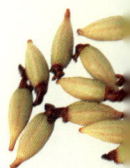

下。因折干率低，未引种栽培。

（5）黄天麻　植株高约1m以上，花茎淡黄色，幼时淡黄绿色；花淡黄色，花期4～5月；块茎卵状长椭圆形，单个重量可达500g，含水量约80%。产于河南、湖北、贵州西部和云南东北部。常生于疏林林缘。在西南地区偶见栽培。

天麻栽培生产中主要用红天麻和乌天麻。栽培选种应根据当地的气候条件选择，一般来说，红天麻生长快，适宜性强，产量高，适宜在海拔500～1500m的地区栽培；乌天麻生长较慢，耐干旱力低，产量较低，但药用价值高，适宜在海拔1500m以上山区栽培，是高山区栽培的优质种质。

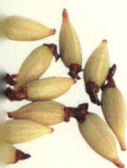

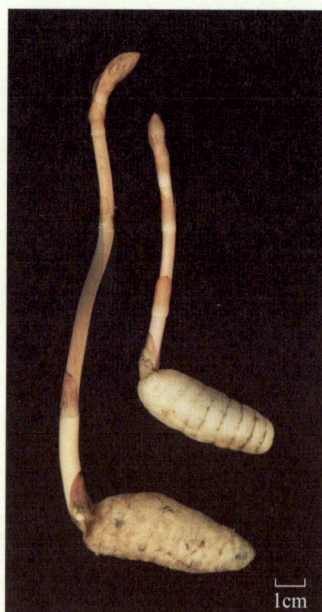 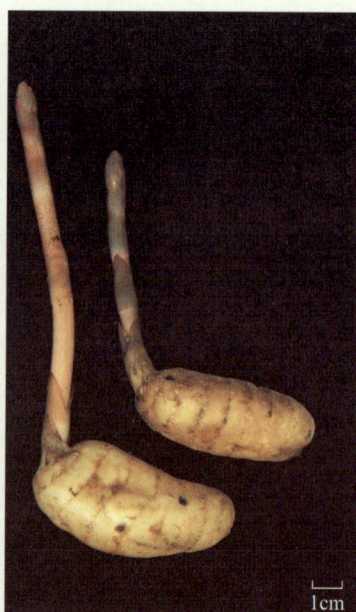

图3-1　红天麻　　　　　　　　图3-2　乌天麻

2．种麻的采挖及选择

作种的箭麻一般在冬季11月份休眠期或春季2月下旬至3月初天麻生长尚未萌动前采挖，采挖和运输时应防止刺伤及碰伤。选

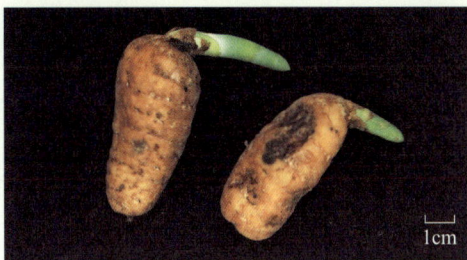

图3-3　绿天麻

择个体发育完好、无损伤，健壮、无病虫害，顶芽饱满，重量在100g以上的箭麻作为培育种子的种麻。

3．种麻的贮藏

箭麻采挖后，应及时定植，不宜放置太久，以免失水，影响抽薹开花。但在较寒冷的地区（冬季地下5cm处地温＜0℃），则需将箭麻置于一定温度和湿度的室内妥善贮藏，至次年春季解冻后栽种。室内贮藏可采取湿砂堆埋的方式，气温保持在0～3℃，砂子含水量保持在60%左右，并使室内通风良好。

4．种麻定植

（1）育种棚的搭建　选择避风、地势平坦、土质疏松、不积水的地方搭建育种棚，棚大小根据生产量而定，棚顶搭透光塑料布，塑料布上覆秸秆等物遮阴，以能透进部分阳光为度。育种棚搭建好后，做宽60cm畦，两畦中间留45～50cm的人行道，以便授粉操作。

（2）定植时间及定植　箭麻定植通常在2月底至3月上旬进行。将选好的

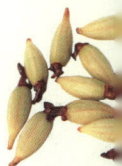

箭麻定植在畦上，顶芽朝上，向着人行道。按行距15cm，株距10cm栽培天麻，然后覆土5～8cm。

5. 定植后管理

（1）浇水　定植后，根据土壤墒情3～5天浇水1次，保持土壤湿润。

（2）温湿度控制　空气温度保持在18～22℃，湿度控制在30%～80%。

（3）插防倒杆　在顶芽芽旁插竹竿一根，顶芽抽茎向上伸长后将花茎捆在杆上，防止倒伏。

（4）适时打尖　天麻花穗顶端的花朵，授粉后结果小，种子量少，为了减少养分消耗，使其余的果实饱满，提高产量，在现蕾初期，应将顶部的3～5朵花蕾摘除。

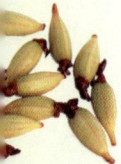

6. 人工授粉

天麻靠昆虫自然授粉结实率低，成功率仅约为20%，若要获得更多的种子，必须人工授粉，这样结实率可达98%以上，且果实饱满，种子优良，收量较大。授粉时可以采取同株同花授粉，也可以采取同株异花或异株异花授粉，还可以采取杂交授粉。异花授粉坐果率高于自花授粉，不同类型天麻的异株授粉坐果率更好。人工授粉应在开花前1天或开花后3天内完成，最好选在晴天上午10时前或下午4时以后授粉。授粉时左手轻轻捏住花朵基部，右手用镊子慢慢取掉唇瓣或压下，使雌蕊柱头露出。从另一株花朵内取出冠状雄蕊，弃去药

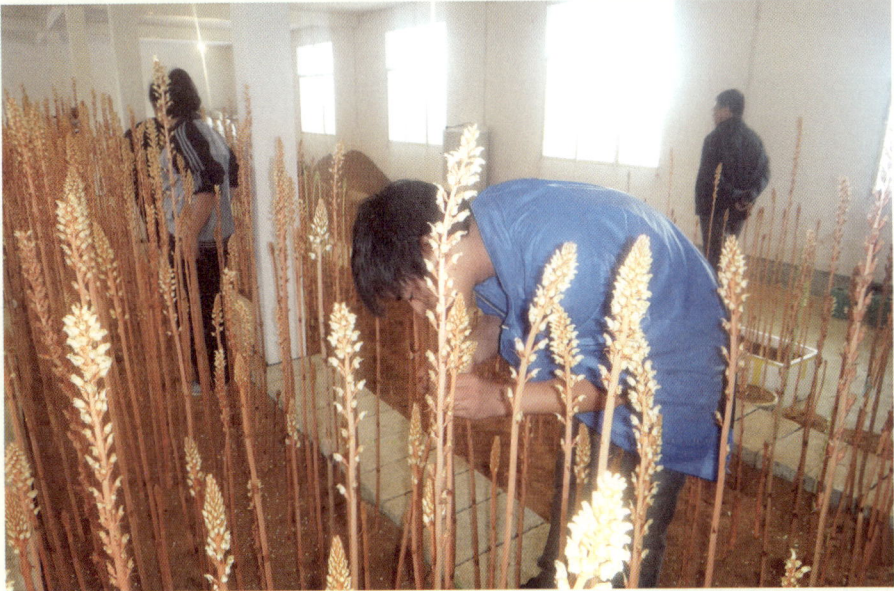

图3-4　人工授粉

帽，将花粉块黏放在雌蕊的柱头上即可（图3-4）。

7. 种子采收

天麻花成功授粉后，果实在16～25天陆续成熟，应适时分批采收。待天麻蒴果颜色由深红变浅红，手感由硬变软，果实内种子呈乳白色已散开，不再成团时即可采收。将采收的将裂果实放入牛皮纸袋内，以免果实裂开后种子随风飘散。天麻种子采收后，一般应立即播种，不宜贮存。

（二）种苗繁育

1. 播种时间

种子采收当年6～8月，选择晴天播种。

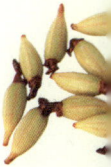

2. 拌种

将萌发菌菌种撕碎，放入盆中或塑料袋内，每平方米用萌发菌菌种2～3袋，在无风处将天麻蒴果捏开，抖出种子，均匀撒播在萌发菌叶上，反复搅拌混匀。每平方米用蒴果18～20个。拌好种后，放入塑料袋内，放置在避光房内，室温放置3～5天，促进天麻种子接上萌发菌。

3. 播种方法

（1）固定菌床播种法　利用预先培养好蜜环菌的菌床或菌材拌播，播种时挖开菌床，取出菌棒，耙平穴底，先铺一薄层壳斗科植物的湿树叶，然后将拌好种子的菌叶分为两份，一份撒在底层，按原样摆好下层菌棒，棒间留3～4cm距离，覆土至棒平，铺湿树叶，然后将另一份拌种菌叶撒播在上层，放蜜环菌棒后覆5～6cm厚的湿土，穴顶盖一层树叶保湿。

（2）四下窝播种法　操作与固定菌床播种法基本相同，但不预先培养菌材和菌床，而是将天麻种子、萌发菌、蜜环菌菌枝、新鲜木段一齐播下。播种时新挖播种穴，铺一层湿树叶后，撒上拌有种子和萌发菌的树叶，再摆新棒3～5根，两棒相距3cm左右，鱼鳞口在两侧，在木棒的鱼鳞口处和棒头旁放5～6根预先培养好的菌枝材，然后盖土厚约1cm，即可。用同法播上层。穴顶覆土5～6cm厚，并盖一层湿树叶或带有树叶的树枝。播种后需浇水保湿。

4. 管理

播种初期要注意防雨，遇大雨时应及时检查清理积水；天旱时应及时浇水，保持菌床内水分含量在65%左右；天麻种子萌发的最适宜温度为25～28℃，夏季温度高于30℃时应在菌床表面覆盖树叶或杂草等措施降温；人畜经常到达的种植区域，应建防护栏，防止人畜践踏。

5. 采挖

第二年11月下旬至第三年3月采收。采挖时先除去表层覆盖物，小心取出种苗，严防机械损伤。

6. 分级

选择色泽新鲜、无畸形、无损伤、无病虫害、无冻伤的健壮天麻块茎做种苗。以种苗长度、直径、单个重和净度为指标，将天麻种苗分为三个等级，各等级应符合表3-1的规定，如图3-5～3-7所示。

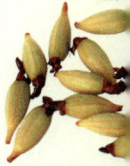

表3-1　天麻种苗质量要求

等级	长度（cm）	直径（cm）	单个重（g）	净度（%）
一级	≥8	≥2	8～15	≥90
二级	≥6	≥1.5	≥5.5	≥90
三级	≥4	≥1.0	≥2.5	≥90

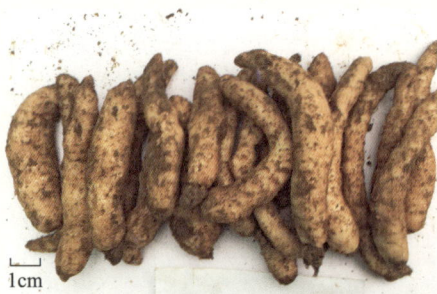

图3-5 一等种苗

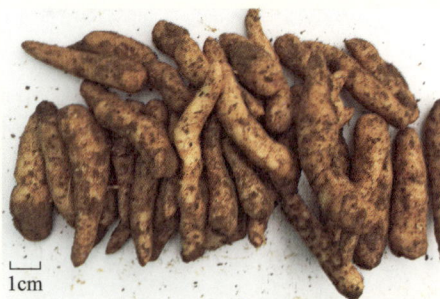

图3-6 二等种苗

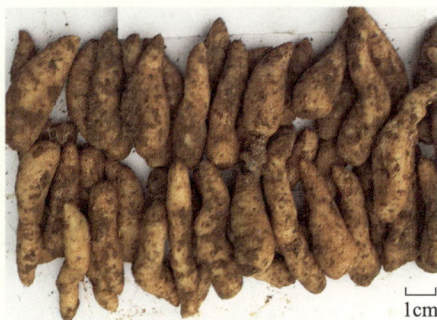

图3-7 三等种苗

7. 包装

同一级别的种苗用清洁、无污染的泡沫箱或纸箱包装，包装容器应具良好保湿性和承载能力。包装容器应外附标签，标明品种名称、批号、等级、数量、出圃日期、包装日期等。

8. 运输

装车后应及时启运，装卸过程应轻拿轻放，运输应有控温条件，温度保持在5～10℃。

9. 贮藏

种苗宜随挖随栽，如需短期贮存，应保存在通风、阴凉、干燥、地面为泥土的仓库或室内，用细砂土与种苗交互隔层掩盖贮藏，砂温控制在5～10℃，水分控制在15%～20%，贮存期间，每隔10天检查1次，及时拣去病种麻。

五、栽培技术

（一）选地与整地

1. 选地

在海拔较高、湿度较大、温度较低的高山区，宜选择无荫蔽的向阳坡地栽种天麻；中低山区宜选择半阴坡。种植天麻的土地，以富含腐殖质、疏松、排水及保湿性好的砂质生荒地为好。

2. 整地

天麻栽培对整地要求不严格，砍掉地上杂物，便可挖穴种麻。

（二）播种

1. 种苗选择

选用有性繁殖的0～2代白头麻作种。种苗应无机械损伤、外观色泽正常，无病虫害，符合种苗质量要求。

2. 播种时间

11月下旬至翌年3月下旬。选择晴天播种，雨天和下雪冰冻天气不适宜种植。

3. 种植方法

（1）固定菌床栽培法　挖开已培养好的菌床，栽培天麻时，先将盖在菌材上的土扒开，把上层已接上蜜环菌的菌材小心取出，用手把下层菌材之间的土

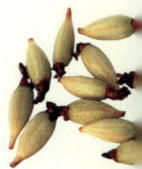

取出一半，取天麻种苗均匀摆放在菌材间，株距4～5cm。利用蜜环菌在两头的长势，可在菌材的两头各摆放一个天麻种苗。栽培好第一层后，用土填满空隙，再覆上5cm厚的土，然后把原来撤下来的菌材回复原位，菌材之间的空隙用土填上一半，再用同样的方法栽培第二层天麻，最后把取出来的土回复原位，覆土厚度在10～15cm为宜。这种栽培方法的优点在于菌麻结合快、接菌率高、减少杂菌污染、可合理利用时间。

（2）活动菌材栽培法　挖窖深约30cm，窖宽50～60cm，窖长根据菌棒长度决定，窖底顺坡做成5°～15°的斜面，一般一窖摆放5～10根菌棒材。在窖底撒一层湿润树叶，将蜜环菌生长旺盛、无杂菌感染的菌棒顺坡摆3～5根，棒与棒间距为2～3cm，种苗摆放在两棒之间和棒头旁，覆土填好棒间缝隙与棒平，不宜太紧，以利于上下层蜜环菌互相感染。用同法栽上层，覆土厚10cm左右，窖顶盖5～6cm厚的树叶一层。

（3）三下锅伴栽法　挖窖深约30cm，窖宽50～60cm，窖长根据菌棒长决定，把浸过水的壳斗科植物树叶撒铺一薄层并拍实，把蜜环菌三级固体菌种撕成碎块，均匀地撒于树叶上面，然后每隔5cm摆放新鲜木棒1根，顺木棒两边和两头摆放天麻种苗。麻种间距4～5cm，再撒一薄层浸过水的壳斗科树叶，用同样的方法栽培二层，最后覆泥土10～15cm厚即可。这种栽培方法，宜在冬天栽培天麻用，它不需要先培养菌材，利用天麻休眠特性，等到春天到来时，天麻

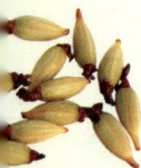

和木材均已接菌。

（三）田间管理

1. 防旱

常遇的干旱有土壤干旱和大气干旱两种形式，土壤干旱对种子萌发、原球茎生长及无性繁殖块茎的生长影响较大。长久不降雨，土壤中缺乏水分，不能弥补土壤蒸发的损失，土壤含水量降低，天麻种子不能发芽，天麻块茎失水萎蔫，蜜环菌因缺水而生长停滞，幼嫩的原球茎及新生的嫩芽因干旱而枯萎，或生长受到影响产量降低。大气干旱对有性繁殖地上花茎影响较大，空气过度干燥，大气湿度相对降低，或伴随有高温，天麻地上花茎蒸腾散失水分，得不到渗入块茎水分相应的补充，收支不能平衡，发生缺水，花茎萎蔫，影响开花授粉及种子产量。因此，久旱、土壤湿度不够时应及时浇水，天麻栽培后在栽种穴顶盖一层树叶，具有很好的保墒效果。

2. 防涝

一般情况下，夏季雨水多时对正在旺盛生长的天麻是有利的，但遇大暴雨易造成栽培穴内积水，若积水达2～4天，就会引起天麻块茎腐烂。山区雨水多，出现暴雨的频率也较高，因此暴雨后排涝是非常必要的，尤其是一些黏性较重的土壤，底土层排水不良，低洼的地方及平地栽培天麻，暴雨后要注意对栽培穴进行排水。对天麻影响最大的是秋涝，秋末冬初气温和地温都逐渐降

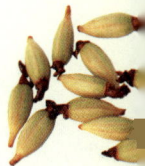

低，如遇连阴秋涝，光照不足，形成低温，天麻生长缓慢，提前进入休眠期，但蜜环菌6～8℃的低温条件下仍可生长，蜜环菌便可侵染新生麻，并引起新生麻腐烂，且箭麻受害严重。

3. 防冻

天麻对低温的适应性有一定的限度，如果超过了天麻能忍耐的低温值，天麻就会遭到冻害，天麻越冬期间在土壤中一般可以忍耐-3℃的低温，低于-5℃时天麻将受到冻害。因此入冬低温时，应在窖上覆盖厚土、树叶或薄膜，进行防冻保护。

4. 防高温

天麻和蜜环菌最适生长温度为20～25℃，当地温升到30℃以上时，蜜环菌和天麻生长都要受到抑制。故夏季应采取搭建遮阳棚等降温措施。

（四）病虫害防治

天麻主要病害有霉菌病、腐烂病；虫害有蛴螬、蝼蛄、山蚂蚁等。

1. 天麻病害及其防治

（1）霉菌感染　霉菌主要是危害菌材，干扰蜜环菌的生长，进而侵染天麻块茎，使之腐烂。危害菌材的霉菌主要有胡桃肉状杂菌、黄霉菌、白色石膏状菌、白霉菌和青霉菌，这些霉菌多以片状或点状分布在菌材的表面，菌丝呈白色或其他颜色，有的发黏并有臭味。

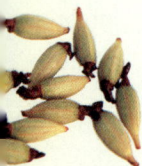

防治方法：严格选择透气、透水性好的砂壤土地栽培；栽培时去除杂菌感染的菌材，减少污染源；加大蜜环菌用量，形成蜜环菌生长优势，抑制杂菌生长。

（2）腐烂病　病原菌主要有尖孢镰刀菌、百环锈伞菌、绿霉菌、链孢菌、曲霉菌、立枯丝核菌、金黄革菌与暗梗孢科柱孢属的真菌等。天麻块茎染病后皮部呈萎黄或紫褐色、中心腐烂、有异臭。

防治方法：选择完整、无破伤、色鲜的白麻或米麻作种源，不用局部腐烂的种麻；切忌将带病种麻栽入窖中；加强田间管理，控制适宜的温度和湿度，避免窖内长期积水或干旱；栽种天麻的培养料最好进行堆积、消毒、晾晒，杀死虫卵及细菌，减少危害；选地势较高，不积水，土壤疏松，透气性良好的地方栽培。

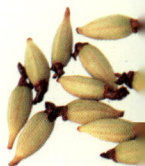

（3）日灼病　天麻抽薹出土后，因遮阴不良，天麻受到烈日的烧伤，当遇到阴雨天气，花茎易侵染病菌，造成植株病部变黑、倒伏死亡。

防治方法：露天培养天麻种子时，育种圃应选择树荫下或遮阳的地方；在天麻花茎出土前搭建好遮阴大棚，并在茎秆旁插竹竿将天麻茎秆绑在竹竿上。

2. 天麻虫害及其防治

（1）蚂蚁　蚂蚁主要是危害菌材，破坏天麻生长的营养来源，严重时天麻、菌材均被食光。

防治方法：可在菌窖或麻窖周围撒放鱼藤精和细米糠拌成的毒饵，或用0.1%的鱼藤精水溶液浇灌蚁穴；对白蚁，可在无性繁殖前用灭蚁灵或白蚁清制成诱杀毒饵，撒于种植场地，达到既防白蚁入侵又毒杀白蚁的目的。

（2）蛴螬（金龟子幼虫） 蛴螬又名地蚕、白土蚕，是危害各种苗木和农作物及天麻的一种重要地下害虫，在地下将天麻咬食成空洞，并在菌材上蛀洞越冬，毁坏菌材。

防治方法：在成虫发生期，用90%敌百虫晶体800倍液或50%辛硫磷乳油800倍液喷雾，或每平方米用90%敌百虫晶体0.3kg或50%辛硫磷乳油0.03kg，加水少量稀释后，拌细土5kg制成毒土撒施；利用金龟子的趋光性，设置黑光灯诱杀成虫；可在整地、栽草、收获天麻时，将挖出来的蛴螬逐个消灭；在播种或栽种前，用50%辛硫磷乳油500倍液喷于窖内底部和四壁，再将药液拌于填充土壤中。

（3）蚧壳虫 蚧壳虫附着在菌材或天麻块茎上在土壤中生活，天麻收获时，常见粉蚧壳群集天麻块茎和菌材上，群体危害天麻，危害处颜色加深，严重时块茎瘦小，甚至停止生长，天麻品质下降。

防治方法：栽培天麻时，严格检查菌材和麻种，不用有蚧壳虫的菌材和麻种；天麻收获时，发现蚧壳虫后，应人工捕杀消灭；收获天麻后，对栽培坑进

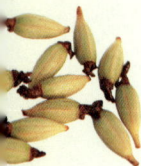

行焚烧。

（4）蚜虫　蚜虫繁殖能力极强，每年至少繁殖10～30代，5～6月份以成虫群聚于天麻花茎及花穗上，刺吸组织汁液，植株被害后，生长停滞，植株矮小变为畸形，花穗弯曲，影响开花结实，严重时引起枯死。

防治方法：天麻现蕾开花期，用20%的速灭杀丁8000～10 000倍液喷雾，或用50%抗蚜威可湿性粉剂1000～2000倍液喷雾，或用40%乐果乳剂2000倍液喷雾，可防止蚜虫危害。

（5）蝼蛄　危害天麻的主要为非洲蝼蛄和华北蝼蛄，以成虫或幼虫在天麻表土层下开纵横隧道，咬食天麻块茎，破坏天麻与蜜环菌的养分供应关系。

防治方法：种植前清除杂草，布设黑灯光，以灯光诱杀消灭蝼蛄；用鱼藤精拌细糠，其比例为1∶1000，或用90%的敌百虫0.15kg兑水成30倍液，加5kg半熟麦麸或豆饼，拌成毒饵诱杀。

（6）食蝇蛆　食蝇蛆寄生于天麻块茎中，多从天麻块茎幼嫩的生长点和新生麻部位钻入，咬食天麻块茎，直至天麻被吃空、烂掉。

防治方法：在栽种天麻时，撒入1∶1的狼毒和百部草粉末可以防止食蝇蛆。

（7）跳虫　跳虫最爱吃天麻菌棒上的菌丝，使菌棒变黑，柴皮脱壳，蜜环菌失去营养源而死。跳虫还吃食块茎，使天麻块茎出现凹洞并传播疾病，导致

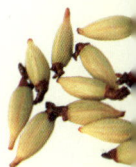

天麻成片死亡。

防治方法：栽种天麻时，窖内用5%辛硫磷颗粒剂撒施地面或四周进行消毒；用烟碱液（每50kg水加烟叶3kg浸泡24小时）浸泡天麻种半天后，用清水漂洗后下种，可杀死天麻凹缝内跳虫；雨季到来，气温达20℃之后要定时开窖检查跳虫密度，若跳虫多时，可用鲜红薯与蜂蜜与速灭杀丁药液（1：2000）诱杀。

（8）螨类　害螨能咬断菌丝，引起菌丝萎缩不长，也能咬断小菇蕾和成熟的子实体。由于破坏了天麻赖以生存的环境，使天麻减产。

防治方法：使用不带害螨的菌种，必要时用红白螨灵进行灭杀。

3. 鼠害的防治

老鼠对天麻的危害主要是在麻床下打洞筑穴并咬坏幼麻，破坏天麻的生长环境，咬坏天麻块茎造成商品麻产量和质量的损失，鼠害严重时也能造成大面积减收或绝产。

防治方法：可用毒饵诱杀或物理方法捕捉，对死鼠应及时收集深埋。

六、采收与产地加工技术

1. 采收时间

我国天麻栽培产区分布广，自然条件、栽培时间和繁殖方式等不尽相同，

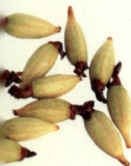

所以收获时间应根据当地的自然条件而确定。天麻采收应在休眠期或恢复生长前采收。冬季采收的为"冬麻"，春季采收的为"春麻"，以"冬麻"质量为佳。

我国北方或高海拔地区，天麻生长周期短，一般10月下旬就开始休眠，为防止天麻冻坏，应在11月上旬前收获；南方及低海拔地区，天麻生长周期较长，通常在10月下旬至11月中旬才停止生长，天麻进入休眠的时间晚，宜在11月下旬至12月前收获，也可在翌年3月下旬前收获。

2. 采收方法

采收前，先将地上的杂草或覆盖物清除，再挖去覆盖天麻的土层，接近天麻生长层时，慢慢刨开土层，揭开菌材，将天麻从窖内小心逐个取出，严防碰伤，分别将箭麻、米麻、白麻小心放入盛装天麻的竹篓等盛装容器中。不能用装过肥料、盐、碱、酸等容器装天麻（图3-8）。

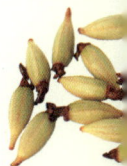

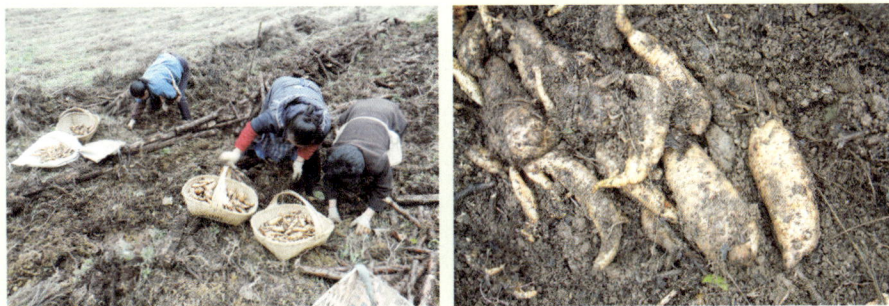

图3-8　天麻采收

3. 加工

（1）分级 天麻的大小直接影响蒸制时间和干燥速率，加工前应先根据天麻大小和重量进行分级，一般分为3个等级。

一等 单个重量150g以上，形态粗壮，不弯曲，椭圆形或长椭圆形，无虫伤、碰伤，黄白色，箭芽完整。

二等 单个重量75～150g，长椭圆形，部分麻体弯曲，无虫伤、碰伤，黄白色，箭芽完整。

三等 单个重量75g以下或有部分虫伤、碰伤，黄白色或有少部分褐色，允许箭芽不完整。

（2）清洗 将分级好的天麻用清水快速洗净，不去鳞皮，不刮外皮，保持顶芽完整。洗净的天麻应及时加工以保持新鲜的色泽和质量。

（3）蒸制 将不同等级的天麻分别放在蒸笼中蒸制，待水蒸气温度高于100℃以后计时，一等麻蒸20～40分钟，二等麻蒸15～20分钟，三等麻蒸10～15分钟。蒸至无白心为度，未透或过透均不适宜。

（4）晾冷 蒸制好的天麻摊开晾冷，晾干麻体表面的水分。

（5）干燥 ①晾干水汽的天麻及时运往烘房，均匀平摊于竹帘或木架上；②将烘房温度加热至40～50℃，烘烤3～4小时；再将烘房温度升至55～60℃，烘烤12～18小时，待麻体表面微皱；③将高温烘制后的天麻集中堆于回潮房，在室温条件下密封回潮12小时，待麻体表面平整；④回潮后的天麻再在45～50℃低温条件下继续烘烤24～48小时，烘至天麻块茎五六成干；⑤再按前法回潮至麻体柔软后进行人工定型；⑥重复低温烘干和回潮定型步骤，直至烘干（图3-9）。

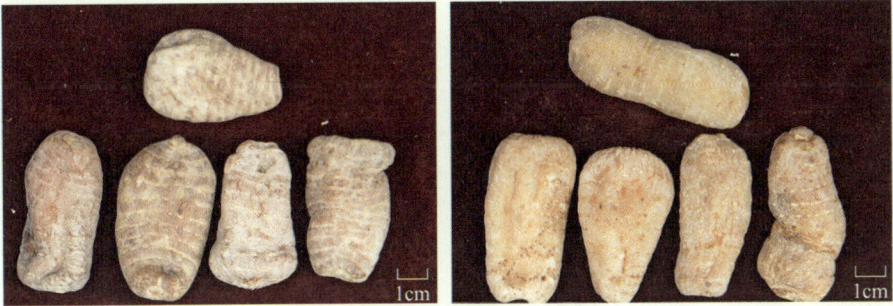

图3-9　加工后的天麻药材

4. 包装

天麻烘干后应及时进行包装，包装前应先检查并清除劣质品及异物，采用内附白纸的塑料箱、盒作为包装容器，包装箱、盒应清洁、干燥、无污染，符合《中药材生产质量管理规范》的要求。包装箱大小根据需要而定。每批包装药材均要建立包装记录，包括品名、规格、产地、批号、重量、包装日期、生产单位、注意事项等记录。

5. 贮藏

包装好的天麻，应及时放入贮藏库中贮存，贮藏库应通风、干燥、避光，

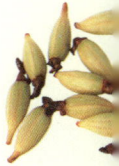

必要时安装空调及除湿设备，并具有防鼠、虫的措施。搞好仓库内外的环境卫生，减少病虫来源和滋生场所。控制库房温度在15℃，相对湿度在80%以下，预防虫蛀和霉变。

6. 运输

天麻运输时，不应与其他有毒、有害、易串味物质混装。运输工具应清洁、无污染、具有较好的通气性，以保持干燥，遇阴天应严密防潮。

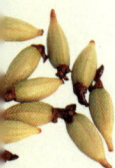

第4章

天麻特色适宜技术

1. 天麻卷棒有性培育种苗技术

天麻卷棒播种是陕西省一些天麻种植者在实践中总结发明的一种特色培育种苗的技术。用传统的播种方法播种天麻种子，种子萌发后，有60%以上的原球茎因不能及时与蜜环菌建立供养关系而逐渐死亡。采用天麻卷棒播种技术能使天麻种子紧密围绕在菌棒的周围，蜜环菌菌索在菌棒四周的树叶中蔓延而可与萌发的种子密切结合建立供养关系，提高天麻原球茎的成活率。

（1）材料准备 一般在每年的8月培养蜜环菌菌材，翌年5~6月播种天麻。每平方米需准备直径3~8cm、长50~60cm的阔叶树硬质鲜木棒18根，每根间隔7~10cm砍1个鱼鳞口，砍1~3行。准备好足够的无污染的中粗粒砂子，用前6小时用水清洗一遍；用清水清洗浸泡的阔叶树落叶，控去水分；遮阳网、萌发菌栽培种、成熟的天麻蒴果。

（2）播种 5~6月份播种。播种时，先将萌发菌叶撕成碎块，放于干净的盆内。将天麻蒴果捏碎，均匀拌入萌发菌叶中。取一块遮阳网，平放在地面上，撒一层湿润的阔叶树落叶，再撒一层拌有天麻种子的萌发菌叶（1瓶萌发菌拌1粒天麻蒴果、卷1根菌棒），取一根已长满蜜环菌菌索的菌棒，平放于遮阳网一头，将遮阳网连同树叶、萌发菌、天麻种和菌棒一起卷成圆筒。然后将卷棒按间隔5cm摆放在湿度60%的中粗粒砂子上，上盖5cm厚砂子，拍平，砂子上面再覆盖一层湿润的树叶、麦秸或稻草。

（3）管理　天麻播种后，用0.1%的高锰酸钾溶液均匀喷洒畦面，进行表面消毒杀菌。25天以后，视干旱情况浇水1次，保持畦面湿润即可，切忌大水漫灌。当温度超过27℃时，要搭棚遮阴。多雨天气，应在遮阴棚上盖塑料薄膜遮雨。挖好排水沟排涝，并严防人畜践踏。

（4）采收　10月底至11月初，当气温降到10℃以下时，采收天麻进行移栽。采收时，将畦面上的树叶取下，把砂子扒开，用双手抓住卷棒两端取出，把树叶和遮阳网轻轻地从菌棒上揭开，收取白麻另行栽培。把剩下的米麻连同遮阳网和树叶一起照原样卷起，另行栽培再培育1年。这种栽培方法，避免了传统有性繁殖播种在采收天麻时，因米麻太小，难于拣出而造成严重损失的弊端。

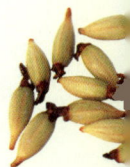

2. 室内箱栽和池栽技术

室内箱栽和池栽属于集约化工厂栽培的方式，其不受自然条件的限制，可人工控制温度和湿度，充分利用空间，适用于单位、专业户家庭等小面积生产。池栽管理方便，箱栽高效利用空间。室内栽种天麻一般包括5个步骤。

（1）栽培室的选定整理　以无人居住，用水方便，地势低矮、潮湿、阴暗，墙体较厚，能排气、防风，人员进出少的房间作为栽培室为好。将房间内杂物搬出，打扫干净，用石灰水喷洒墙面、地面，再用多菌灵喷雾、甲醛熏蒸等手段进一步灭菌消毒，闭好门窗待用。

若用池栽，栽培室的地面最好有稍微的倾斜度，这样地面和池内才不会积水。房间清理后，用土砖砌成长1m、宽0.5～0.6m、深0.3～0.4m大小的砖池（池的大小可根据房间大小而定），四周砖块直接码堆成单砖墙，砖与砖无须用水泥砂浆等勾缝。这样便于排水、透气，而后在池底部铺一层砖或鹅卵石或粗砂石。池栽造价较木箱低，取材容易，经久耐用，透气、透水性能好，操作方便，是一种值得推广的方法。

（2）菌源引种培养　室内栽培的菌种菌材，可采用野生菌源和室外培养的菌材菌枝；也可向菌种生产单位购买三级固定菌种，在栽培室内进行活动菌材菌枝和固定菌床的培养以用于生产。

（3）种麻引种　引种应在菌材培养好后进行。麻种质量要符合要求；种麻运输途中要注意防冻，防止机械损伤，不能用塑料袋包装。

（4）栽培　在引种前或培菌后，须先进行栽培用填充物的准备。靠近山区的地方，可用质量好的腐殖质土，稍晒一下，并喷洒多菌灵药物消毒。远离山区的地方，可用黄砂、河砂、砂壤土、炭灰和稻壳等配制填充物。其具体方法是：筛去杂物，粒度粗细一致，按泥土、砂、阔叶树锯末（2:3:5），或稻壳、锯末、砂（2:5:3）比例混合，将混合料堆放发酵2～3个月，再经曝晒或药液消毒后备用。栽种时，先用清洁水将池、箱喷湿，将填充土或配好的填充物调湿，使湿度达50%左右，再将池、箱底部铺上粗石子，排放菌材栽麻。

（5）温、湿度管理 夏季高温时，可采取早晚开窗透气和加遮墙体的办法来调节栽培室内温度。经常喷水，这样既可降温，又可保持室内湿度在80%以上、土壤湿度在50%左右。

（6）收获 11月后天麻即可收获，收获天麻后，未经过消毒处理的土壤、填充物，一般不能用于翌年栽种天麻。

3. 天麻有性繁殖袋装培养种苗技术

直接用塑料袋培菌栽培商品天麻是十分困难的，但用培养好的蜜环菌枝条、树叶、萌发菌在塑料袋内播种天麻种子，培育米麻和白麻作种苗却是可行的。这不仅节约土地，而且管理非常方便。

（1）菌种准备 2～3月份开始培育蜜环菌枝条和萌发菌树叶。

（2）天麻蒴果的采集 6～7月天麻果实自下而上陆续成熟，分批采收将要开裂的蒴果作种。

（3）枝条及树叶的准备 将直径1～1.5cm的新鲜杂木砍成2～3cm的小段，并收集足够的壳斗科树木的干净树叶。将小木段和树叶浸泡在含有0.25%硝酸铵、1%蔗糖、2%磷酸二氢钾、0.1%氯氰菊酯的水溶液中12小时后，取出，晾干表面水分，备用。

（4）拌种 将已培养好的萌发菌菌种放入已清洗消毒的搪瓷盆中，每袋用菌种1瓶，将菌叶一片片分开备用。将天麻种子由蒴果中抖出，撒在菌叶上，

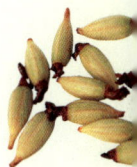

边撒边拌，使混匀。播种量以每袋播饱满蒴果5～7个为好。将拌好种子的萌发菌菌叶放在背风、阴凉、潮湿的地方，24个小时后，待菌叶上长出一层白毛状气生菌丝把种子完全包住时开始播种。这样，天麻种子与萌发菌结合后萌发率高，生长快。

（5）播种　取1瓶蜜环菌纯枝条菌种，与拌过种子的萌发菌菌叶混合，每袋用蜜环菌1瓶。采用（23～26）cm×（40～45）cm的塑料袋，分层袋装，袋底先铺一层湿树叶加5～10根浸泡过的鲜木段，然后播一层拌过种的菌叶；如此共装2～3层，上覆树叶，封口，放在架上进行培养。

（6）管理　培养室内空气湿度应控制在60%～80%，温度20～30℃，并保持空气流通。

（7）采收　经过3～4个月的培育，即可打开塑料袋进行采收，得到的天麻球茎多为米麻和白头麻。采收的麻种可于当年秋季在培养好的菌床上栽种，或用砂土埋藏，翌年春季栽种。

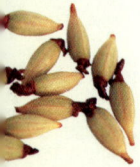

第5章

天麻药材
质量评价

一、本草考证与道地沿革

天麻的药用始载于秦汉时期的《神农本草经》，而产地之记载始见于东汉末年的《名医别录》："生陈仓川谷、雍州及太山少室"，陈仓属于雍州，指今秦岭以北、陕西省宝鸡市一带，雍州包括今青海、甘肃、陕西等省区，太山指今山东泰安市东北的泰山，少室即今河南省登封市嵩山之一；宋代《开宝本草》（973年）："生郓州、利州、太山、劳山诸处……，今多用郓州为佳"，郓州在现山东省境内，利州指今四川省广元市、旺苍县一带，劳山指河南省登封市嵩山之一；宋《本草图经》（1062年）："今汴京东西、湖南、淮南州邵皆有之"，汴京即汴州，指今河南开封、封丘、尉氏、杞县等地，湖南包括现今湖南全省，湖北荆山、大洪山以南，鄂城、崇阳以西，巴东、五峰以东及广西越岭以东的湘水、湘江流域，淮南相当于今南至长江，东至海，西至河北黄陂、河南光山，北逾淮水和河南省的永城、鹿邑县；明《本草品汇精要》（1505年）记述："邵州、郓州者佳"，邵州指今河南邵阳市、新绍、绍东、新化等县，郓州指山东东平县一带。清《大定府志》（1849年）记录了大定在明清两朝"上贡朝廷"药品有天麻、麝香等10余种，因其天麻品质优良受到朝廷的关注，所产天麻作为名贵药材运销省外，并于光绪年间出口海外，大定乃今贵州毕节地区的大方、七星关、黔西、织金、金砂、纳雍、赫章等七县一区和六盘水市的

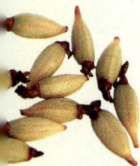

水城县及钟山区等地；民国时期的《药物出产辨》（1935年）记载："四川、云南、陕西、汉中所产者佳"；《汉方药入门》（1970年）中表述："天麻佳品出贵州。"1989年的《中国道地药材》记述："近代野生天麻的道地产区在西南，尤以'贵天麻'最为驰名"。1999年的《中华本草》中明确记述："以贵州产质量较好，销全（中）国，并出口。"2011年的《中华道地药材》（下册）记述："天麻主产于四川、云南、湖北、山西、贵州等省，东北及华北亦产。现以四川、贵州、云南产为道地药材。"

综上，在明代以前的本草文献中，记载天麻的产地有陕西、四川、山东、河南、湖南、湖北、山西、安徽、甘肃、青海等省，其中以山东郓州、河南邵阳所产为道地药材。自明清以来一直以贵州、四川、云南产者为道地。

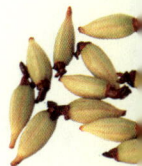

二、药典标准

1. 性状

呈椭圆形或长条形，略扁，皱缩而稍弯曲，长3～15cm，宽1.5～6cm，厚0.5～2cm。表面黄白色至黄棕色，有纵皱纹及由潜伏芽排列而成的横环纹多轮，有时可见棕褐色菌索。顶端有红棕色至深棕色鹦嘴状的芽或残留茎基；另端有圆脐形瘢痕。质坚硬，不易折断，断面较平坦，黄白色至淡棕色，角质样。气微，味甘。

2. 显微鉴别

（1）横切面显微　表皮有残留，下皮由2～3列切向延长的栓化细胞组成。皮层为10数列多角形细胞，有的含草酸钙针晶束。较老块茎皮层与下皮相接处有2～3列椭圆形厚壁细胞，木化，纹孔明显。中柱占绝大部分，有小型周韧维管束散在；薄壁细胞亦含草酸钙针晶束。

（2）粉末显微　粉末黄白色至黄棕色。厚壁细胞椭圆形或类多角形，直径70～180μm，壁厚3～8μm，木化，纹孔明显。草酸钙针晶成束或散在，长25～75（93）μm。用醋酸甘油水装片观察含糊化多糖类物的薄壁细胞无色，有的细胞可见长卵形、长椭圆形或类圆形颗粒，遇碘液显棕色或淡棕紫色。螺纹导管、网纹导管及环纹导管直径8～30μm。

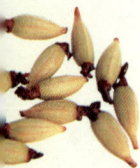

3. 理化鉴别

（1）取天麻粉末0.5g，加70%甲醇5ml，超声处理30分钟，滤过，取滤液作为供试品溶液。另取天麻对照药材0.5g，同法制成对照药材溶液。再取天麻素对照品，加甲醇制成每1ml含1mg的溶液，作为对照品溶液。照《中国药典》2015年版薄层色谱法（通则0502）试验，吸取供试品溶液10μl、对照药材溶液及对照品溶液各5μl，分别点于同一硅胶G薄层板上，以乙酸乙酯-甲醇-水（9∶1∶0.2）为展开剂，展开，取出，晾干，喷以10%磷钼酸乙醇溶液，在105℃加热至斑点显色清晰。供试品色谱中，在与对照药材色谱和对照品色谱相应的位置上，显相同颜色的斑点。

（2）取对羟基苯甲醇对照品，加乙醇制成每1ml含1mg的溶液，作为对照品溶液。照《中国药典》2015年版薄层色谱法（通则0502）试验，吸取〔理化鉴别〕"（1）"项下供试品溶液10µl、对照药材溶液及上述对照品溶液各5µl，分别点于同一硅胶G薄层板上，以石油醚（60～90℃）–乙酸乙酯（1∶1）为展开剂，展开，取出，晾干，喷以10%磷钼酸乙醇溶液，在105℃加热至斑点显色清晰。供试品色谱中，在与对照药材色谱和对照品色谱相应的位置上，显相同颜色的斑点。

（3）取天麻粉末1g，加水10ml浸渍4小时，时时振摇，过滤；滤液加碘试液2滴，显紫红色至酒红色。取天麻粉末1g，加45%乙醇10ml，浸渍4小时，时时振摇，过滤；滤液加硝酸汞试液0.5ml，加热，溶液显玫瑰红色，并产生黄色沉淀。

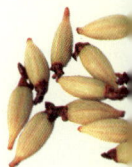

4. 检查

（1）水分　不得过15%（2015年版《中国药典》通则0832第二法）。

（2）总灰分　不得过4.5%（2015年版《中国药典》通则2302）。

（3）二氧化硫残留量　照二氧化硫残留量测定法（2015年版《中国药典》通则2331）测定，不得过400mg/kg。

5. 浸出物

照醇溶性浸出物测定法（2015年版《中国药典》通则2201）项下的热浸法

测定，用稀乙醇作溶剂，不得少于15.0%。

6. 天麻素、对羟基苯甲醇含量测定

依据《中国药典》2015年版一部天麻项下含量测定法测定天麻素和对羟基苯甲醇含量。含量以干燥品计算，含天麻素（$C_{13}H_{18}O_7$）和对羟基苯甲醇（$C_7H_8O_2$）的总量不得少于0.25%。

7. 性味与归经

甘，平。归肝经。

8. 功能与主治

息风止痉，平肝潜阳，祛风通络。用于小儿惊风，癫痫抽搐，破伤风，头痛眩晕，手足不遂，肢体麻木，风湿痹痛。

9. 用法与用量

3～10g。

10. 贮藏

置通风干燥处，防蛀。

三、质量评价

1. 商品规格等级

商品天麻按采收时间不同分为春麻和冬麻两种规格，两者再按个头大小和

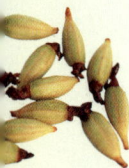

重量分为四个等级。

一等　干货。呈长椭圆形。扁缩弯曲，去净粗栓皮，表面黄白色，有横环纹，顶端有残留茎基或红黄色的枯芽。末端有圆盘状的凹脐形疤痕。质坚实、半透明。断面角质，牙白色。味甘微辛。每千克26支以内，无空心、枯炕、杂质、虫蛀、霉变（图5-1）。

二等　干货。呈长椭圆形。扁缩弯曲，去净栓皮，表面黄白色，有横环纹，顶端有残留茎基或红黄色的枯芽。末端有圆盘状的凹脐形疤痕。质坚实、半透明。断面角质，牙白色。味甘微辛。每千克46支以内，无空心、枯炕、杂质、虫蛀、霉变（图5-2）。

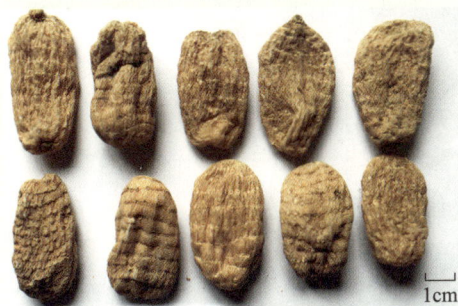

图5-1　一等商品麻　　　　　　　　图5-2　二等商品麻

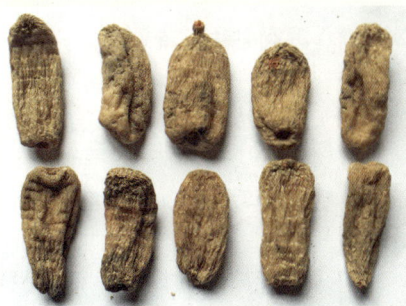

三等　干货。呈长椭圆形。扁缩弯曲，去净栓皮，表面黄白色，有横环纹，顶端有残留茎基或红黄色的枯芽。末端有圆盘状的凹脐形疤痕。质坚实、半透明。断面角质，牙白色或棕黄色稍有空心。味甘微辛。每千克90支以内，大小均匀。无枯炕、杂质、虫蛀、霉变（图5-3）。

　　四等　干货。每千克90支以上。凡不合一、二、三等的碎块、空心及未去栓皮者均属此等。无芦茎、杂质、虫蛀、霉变（图5-4）。

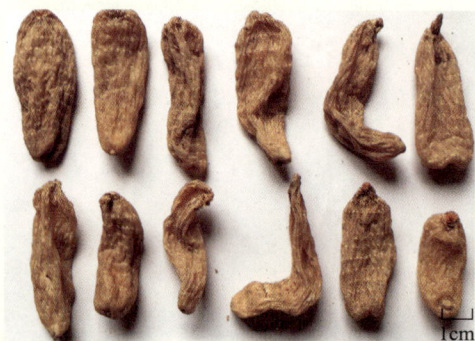

图5-3　三等商品麻　　　　　　图5-4　四等商品麻

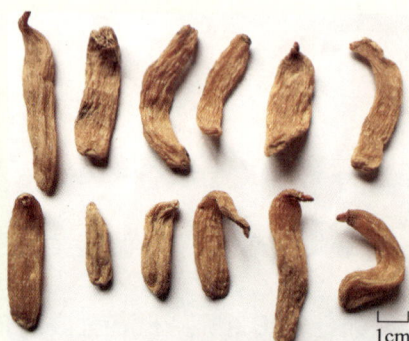

2. 天麻总苷测定

（1）检测方法　紫外可见分光光度法。

（2）对照品溶液的制备　精密称取天麻苷对照品适量，加乙腈-水（2∶98）溶解，制成浓度为0.12mg/ml的对照品溶液。

（3）标准曲线的绘制　精密吸取天麻苷对照品溶液0.1、0.2、0.4、0.6、0.8、1.0ml，注入5ml量瓶中，加乙腈-水（2∶98）至刻度，摇匀，以乙腈-水（2∶98）为空白，于220nm紫外波长下测定吸光度。以吸光度为纵坐标，浓度为横坐标，绘制标准曲线。

（4）测定法　取过60目筛的天麻粉末，精密称定，置圆底烧瓶中，加入

10%、8倍量乙醇，回流提取60分钟，过滤，合并滤液，用旋转蒸发仪减压回收乙醇，使滤液成膏。取天麻浓缩膏体适量，精密称定，用20ml水溶解，再用石油醚萃取3次（30、20、20ml），弃去石油醚层，取水层用水饱和正丁醇萃取3次（30、20、20ml），取正丁醇层减压浓缩至干，用乙腈-水（2∶98）少许溶解，转移于10ml量瓶中，定容至刻度，摇匀，即得供试品溶液。以乙腈-水（2∶98）为空白，于220nm紫外波长下测定吸光度。从标准曲线上读出供试品溶液中含天麻苷的浓度，计算，即得。

3. 天麻多糖测定

（1）检测方法　苯酚-浓硫酸法。

（2）对照品溶液的制备　精密称取105℃干燥至恒重的葡萄糖对照品50mg，用蒸馏水溶解，定容至100ml容量瓶中，得浓度0.5mg/ml的对照品溶液。

（3）标准曲线的制备　精密吸取对照品溶液0、0.5、1.0、2.0、3.0、4.0、5.0ml，分别置于50ml容量瓶中，用蒸馏水定容至刻度。分别精密移取2ml对照品溶液于具塞试管中，各精密加入6%苯酚试液1.0ml，摇匀，迅速滴加浓硫酸5.0ml，摇匀，静置10分钟，再置于25℃的水浴中保温15分钟，取出，流水冷却至室温。以2ml蒸馏水为空白对照，在490nm波长处测定吸光度值，以浓度为横坐标，吸光度值为纵坐标，绘制标准曲线。

（4）测定法　精密称取天麻样品粉末1g（过2号筛），置于圆底烧瓶中，用

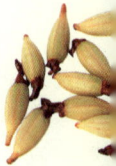

蒸馏水提取，按料液比1∶40，在100℃下回流4小时，趁热抽滤，残渣用热水洗3次，每次10ml，洗液并入滤液，放冷后移入250ml容量瓶中，定容至刻度。从中精密吸取1ml于10ml具塞离心管中，加入无水乙醇6ml，摇匀，3000r/min下离心15分钟，弃去上清液，沉淀放至无醇味后用蒸馏水溶解并定容至50ml容量瓶中。精密移取供试品溶液2ml，置于具塞试管中，照标准曲线的制备项下的方法，自各"精密加入6%苯酚试液1.0ml"起，依法测定吸光度，从标准曲线上读出供试品溶液中含葡萄糖的浓度，计算，即得，换算因子f=1.11。

4. 常见混伪品鉴别

市场上常出现天麻的伪品，冒充天麻在销售，常见的伪品天麻有以下几种（表5-1）。

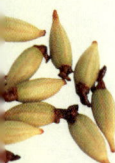

表5-1 天麻常见混伪品

名称	来源	性状
紫茉莉	紫茉莉科植物*Mirabilis jalapa* L.经加工、干燥的根	呈长方圆锥形，表面类白色。有纵沟纹及须根痕。顶端有长短不等的茎基痕。质地坚，不易折断，断面黄白色，角质样
马铃薯	茄科植物*Solanum tuberosum* L.经加工、干燥的块茎	呈椭圆形，略扁，有的顶端有茎基痕，表面灰黄色至灰棕色，略光滑，有纵皱纹及浅沟纹，有不明显的环节，基部无圆形瘢痕。质坚硬难于折断，断面浅灰棕色、角质样，无臭、味淡。嚼之有砂感
大丽菊	菊科植物*Dahlia pinnata* Cav.经加工、干燥的块茎	呈长纺锤形，略扁，表面灰白色至灰黄色，有明显不规则的纵沟纹，顶端有茎基痕。质地坚硬不易折断，断面类白至浅棕色，角质样。嚼时有黏牙感。气微，味淡

续表

名称	来源	性状
芋头	天南星科植物 *Colocasia esculenta*（L.）Schott.经加工干燥的块茎	呈压扁状，有纵沟及皱褶。顶端有芽苞残基，下端有棕色的圆形疤痕，断面粉白色，微甜
蕉芋	美人蕉 *Canna edulis* Ker.经加工干燥的块茎	呈卵圆形或长椭圆形，略扁，未去皮的可见轮状环节。茎基残留多扎成"鹦哥嘴"状，表面灰棕色。质坚，断面半角质状带粉性，嚼之有砂感
黄精	百合科植物 *Polygonatum kingianum* Coll.et Hetemsl.经加工干燥的块茎	呈圆盘状，根状茎有结节，全体有细皱纹及稍隆起的环节，茎横显眼，上面布有许多小麻点。味甜，嚼之有黏性
商陆	商陆科植物 *Phytolacca acinosa* Roxb. 经加工干燥的块茎	呈纺锤形，压扁状，顶端常有茎基残留或两端均为切面痕，可见同心环状层纹。外表可见支根痕。味淡，麻舌
天花粉	葫芦科植物 *Trichasanthes* Maximl. 经加工干燥的根	多呈纺锤形，一端有茎基残留或扎成短嘴状。纵切面富粉性，有黄色脉盘条纹
羽裂蟹甲草	菊科植物羽裂蟹甲草 *Cacalia tangutica*（Franch）Hand.-Mazz. 经加工干燥的根茎	表面灰棕色至褐色，半透明，未去皮的呈棕黄色，环节明显，有不规则条纹，顶端有残留的茎基。质坚硬，不易折断，断面灰白色或黄白色，半角质样。无臭，味微甜

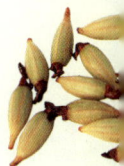

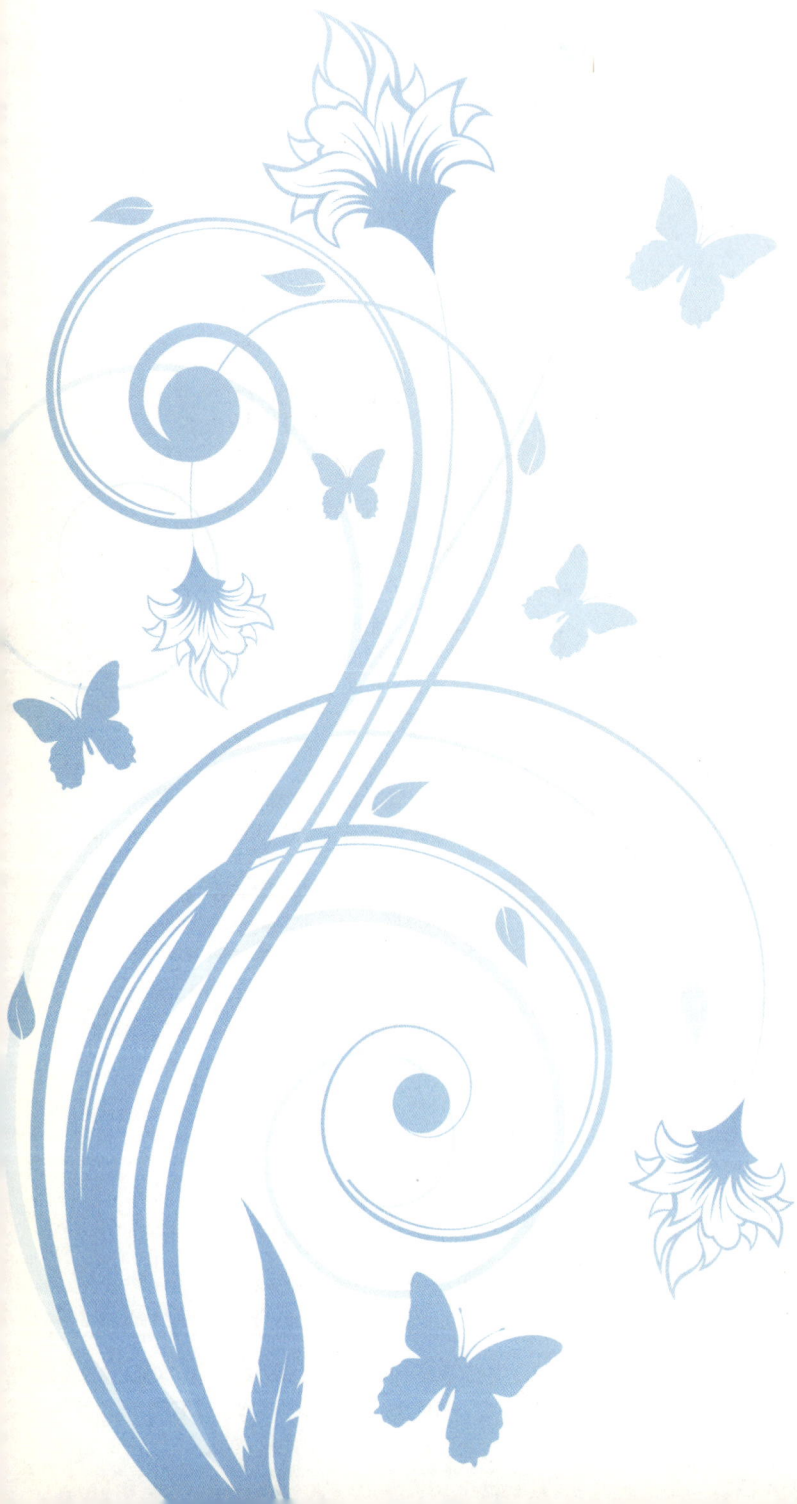

第6章

天麻现代研究与应用

一、化学成分

天麻中主要含酚类、苷类、有机酸类、甾醇类、氨基酸类等成分。

1. 酚类及其苷类

天麻素、对羟基苯甲醇、对羟基苯甲醛、3，4-二羟基苯甲醛、4，4′-二羟基二苯基甲烷、对羟苄基乙基醚、4-羟基苄基甲醚、香荚兰醇等。

2. 甾醇及有机酸类

β-谷甾醇、豆甾醇、胡萝卜苷、枸橼酸、枸橼酸单甲酯、枸橼酸双甲酯、琥珀酸、棕榈酸、L-焦谷氨酸等。

3. 糖类

GE-Ⅰ（葡萄糖∶甘露糖∶木糖∶阿拉伯糖=70∶1∶0.5∶0.3）、GE-Ⅱ（葡萄糖∶甘露糖=19∶1）、GE-Ⅲ（葡萄糖与微量甘露糖）、天麻多糖等。

4. 挥发油类

5-羟甲基糠醛、糠醛、3-甲基-2，5-呋喃二酮、2，5-二甲酰基呋喃、2，3-二氢-3，5-二羟基-6-甲基-4（H）吡喃-4-酮、1，4，3，6-二酐-D-吡喃葡萄糖、月桂酸、4-（乙养基甲基）苯酚、1，6-脱水吡喃葡萄糖、呋喃半乳糖等。

5. 氨基酸类

人体必需氨基酸有6种：赖氨酸、苯丙氨酸、苏氨酸、异亮氨酸、亮氨酸

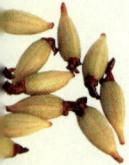

和缬氨酸；非必需氨基酸 9 种：天冬氨酸、丝氨酸、谷氨酸、甘氨酸、丙氨酸、半胱氨酸、组氨酸、精氨酸和脯氨酸。

二、药理作用

1. 镇痛、镇静作用

用电击鼠尾法证明，天麻提取物腹腔注射，有显著的镇痛作用；小鼠皮下注射天麻制剂能明显对抗腹腔注射冰醋酸引起的扭体反应，提高痛阈值。乌、红天麻种麻可显著提高热板法小鼠的痛阈值，延长醋酸致小鼠扭体的潜伏期。天麻超微粉和普通粉可减少小鼠扭体次数，明显延长小鼠的睡眠持续时间，热板法镇痛实验显示天麻超微粉可明显提高小鼠痛阈值。天麻、天麻苷、天麻苷元均可显著抑制小鼠自发活动，且可对抗咖啡因的兴奋作用；天麻多糖腹腔注射可明显抑制小鼠自发活动，增强氯丙嗪的抑制作用，抑制苯丙胺的兴奋作用。

2. 抗惊厥作用

天麻注射液腹腔注射能增加小鼠对惊厥阈电压的耐受量；天麻水煎剂静脉注射，可抑制家兔脑部癫痫样放电的发展或缩短癫痫发作时间；天麻多糖、天麻水煎剂、香荚兰醇、荚兰素均能延长戊四氮阵挛性惊厥的潜伏期，提高戊四氮的半数惊厥量；天麻醇浸出液皮下注射，可抑制实验性癫痫豚鼠的癫痫发作。

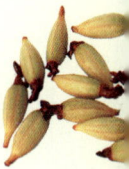

3. 减慢心率作用

天麻苷、天麻苷元均可轻度减慢正常家兔心率；天麻提取液可使立体豚鼠心脏冠脉流量先减少后增加。

4. 增加器官血流量

天麻提取液静脉、腹腔或颈动脉注射均可不同程度地增加小鼠和兔脑血流量，降低脑血管阻力；天麻提取液离体兔耳灌流能明显增加血流量；天麻素对血管平滑肌有解痉作用，乙酰天麻素对去甲肾上腺素所致的家兔主动脉条收缩可产生松弛作用。天麻苷和天麻苷元在猫急性血压实验中有轻度降压作用，天麻注射液静脉注射对家兔和大鼠有迅速的降压作用。

5. 改善学习记忆障碍、延缓衰老作用

天麻灌胃给药可减少D–半乳糖致衰老小鼠及年老大鼠的跳台错误次数、改善生化指标、延长生命力。天麻多糖能很好的清除自由基，延缓衰老。天麻提取物对东莨菪碱致小鼠记忆获得性障碍、亚硝酸钠致小鼠记忆巩固障碍均有改善作用。天麻水提液有改善小鼠眩晕症及飞行中记忆低下的功能，天麻总碱对樟柳碱和乙醇致小鼠学习记忆障碍有改善作用。

6. 抗炎、促进免疫作用

天麻注射液对小鼠琼脂性足肿胀有抑制作用，能显著增强小鼠吞噬细胞的吞噬功能和提高血清溶菌酶活力。

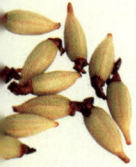

7. 其他作用

天麻水煎剂对醋氨酚致小鼠肝细胞损伤有保护作用。天麻注射液可提高常压缺氧小鼠的耐受能力，明显延长小鼠的死亡时间。另外，天麻有明显的抗小鼠疲劳和耐缺氧作用。

三、应用

天麻是我国公布的34种名贵药材之一，作为药用历史悠久，据考证，我国以天麻入药已有2000多年的历史。现代药理学研究证明天麻具有抗惊厥、镇惊、镇痛、镇静、抗风湿、抗衰老、扩血管、降血压、改善记忆、提高机体免疫等作用，尤以治疗眩晕头痛，惊痫抽搐，四肢麻痹，风湿、体虚，言语不遂，血脉不通，痰瘫气阻等症见长。天麻经过炮制广泛应用于中医配方、中成药生产中，据不完全统计，以天麻为原料的制剂就有100多种。如天麻丸、人参再造丸、牛黄镇惊丸、天麻胶囊、小儿至宝丸、十香返生丸、抱龙丸、化风丹、玉真散、大活络丸、天麻片、小儿金丹片、牛黄千金散、养血生发胶囊、天麻补酒等中成药均以天麻为原料。

天麻不仅药用价值高，而且还具有较高的药膳保健价值，长期服用有益智、健脑、明目、强身、延缓衰老等作用。2002年3月1日卫生部公布的《关于进一步规范保健食品原料管理的通知》，把天麻列为"可用于保健食品的物

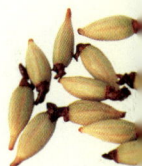

品"。天麻是制成各种药膳滋补良方的重要原料，且使用历史悠久。明代，李时珍的《本草纲目》中记载了天麻的几种食用方法："彼人多生啖，或蒸煮食之……或将生者蜜煎作果食，甚珍之"，这些吃法流传至今。现在民间常用天麻煮鸡蛋、炖鸡、蒸猪肉等，其特点是食用方便、营养丰富，既能强身健体、抵抗严寒，又可治疗头晕目眩、偏头痛、高血压等多种疾病。以天麻为主要原料加工制作的肉类、禽类、鱼类已成为药膳餐馆必备的佳肴。天麻药膳不仅营养价值高，而且可治疗多种疾病，深受广大食客的青睐。

1. 中医临床应用

（1）肝风内动，惊痫抽搐　天麻功善息风止痉，药效平和。可用于各种病因之肝风内动，惊痫抽搐，不论寒热虚实，皆可配伍应用。如用人参3g、全蝎1g、羚羊角0.5g、天麻6g、炙甘草1.5g、钩藤9g配伍组成的钩藤饮，可用于治疗小儿急惊风；用明天麻、川贝母、姜半夏、茯神各30g，胆南星、石菖蒲、全蝎、僵蚕、真琥珀各15g，陈皮、远志各21g，丹参、麦冬各60g，辰砂9g配伍组成的定痫丸，可用于治疗风痰闭阻之癫痫发作；用南星、防风、白芷、天麻、羌活、白附子等量配伍组成的玉真散，可用于治疗破伤风痉挛抽搐、角弓反张。

（2）肝阳上亢，头风痛　天麻既平肝阳，又止头痛，为治眩晕、头痛之要药。无论属虚实，随配伍不同均可应用。如用天麻9g、钩藤12g、生决明18g、山栀和黄芩各9g、川牛膝12g、杜仲9g、益母草9g、桑寄生9g、夜交藤9g、朱茯神9g配伍组成的天麻钩藤饮，可用于治疗肝阳上亢之眩晕、头痛；用半夏4.5g、天麻3g、茯苓3g、橘红3g、白术9g、甘草1.5g配伍组成的半夏白术天麻汤，可用于治疗风痰上扰之眩晕、头痛。

（3）中风不遂，风湿痹痛 天麻能祛外风，通经络，止痛。适用于中风偏瘫、手足不遂、肢体麻木等症。用秦艽7.5g、天麻5g、羌活5g、陈皮5g、当归5g、川芎5g、炙甘草5g、生姜3片、桑枝（酒炒）15g配伍组成的秦艽天麻汤，可用于治疗风湿痹痛；用防风25g，天麻25g，川芎25g，羌活25g，白芷25g，草乌头25g，白附子25g，荆芥25g，当归25g，甘草（炙）25g，白滑石100g配伍组成的天麻防风丸，可用于治疗风湿麻痹，肢体游走疼痛。

2. 西医学应用

（1）高血压病 用天麻、石决明、姜半夏、黄芪、白术、茯苓组成的半夏白术汤，随症加减，可治疗痰浊中阻型高血压病。

（2）耳性眩晕 用制半夏12g、白术30g、天麻12g、茯苓15g、生姜3片、大枣7枚配伍组成的半夏白术天麻汤，可用于治疗内耳性眩晕。

（3）失眠 天麻注射液静脉滴注，每次500mg，每日1次，14天为1个疗程，可用于治疗失眠症。

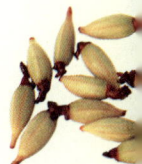

（4）偏头痛　用川芎30g、天麻10g、僵蚕10g、柴胡6g、白芥子3g、蜈蚣2条配伍组成的天麻散，可用于治疗偏头痛。

（5）帕金森病　用由天麻、钩藤、枸杞、制首乌、生龙骨等配伍组成的定颤汤，可用于治疗帕金森病。

（6）梅尼埃病　用半夏10g、天麻10g、白术12g、陈皮12g、茯苓12g、甘草6g配伍组成的半夏白术天麻汤，可用于治疗梅尼埃病。

3. 药膳应用

（1）天麻粉蒸鸭蛋　天麻粉3g，鸭蛋1个。将鸭蛋打入碗中，加入适量米酒，放入天麻粉隔水炖，蛋熟即可食用。每日2次。可用于肝阳上亢所致的头晕头痛，痰浊中阻所致的耳鸣、胸闷恶心、少食、多寐的治疗。

（2）天麻鸭　天麻片30g，老母鸭1只，将母鸭宰杀后，去内脏，洗净。将天麻放入鸭肚内，淋上少许黄酒，用白线在鸭身上绕几圈，扎牢。隔水蒸3～4小时，至鸭肉酥烂。每日2次，每次一碗，饭前吃，天麻分数次与鸭肉同时吃。2～3天吃完，不宜过量。可用于肾水不足，肝阳上亢引起的头晕眩、耳鸣、口苦等症的治疗。

（3）天麻炖猪脑　天麻片10g，猪脑1个（洗净）。加清水适量，放入盅内隔水炖熟。每日或隔日1次。可用于治疗老人晕眩眼花、头风头痛及肝虚型高血压、动脉硬化的治疗，对神经衰弱和中风也有一定的治疗作用。

（4）天麻鱼头　天麻10g，川芎、茯苓各3g，鲜鲤鱼500g（1条），鲤鱼剖腹去内脏洗净，分成4块；川芎、茯苓加入适量水蒸1小时，取出汁待用。再将天麻片夹入鱼片中，放入黄酒、姜葱、兑上药汁，上笼蒸30分钟，鱼蒸好后拣去葱，姜块，把鱼连天麻一起扣入碗中，原汤倒入锅内，置火上，加入调料，烧沸后浇在鱼上即成。可用于肝风所致的眩晕、神经性偏正头痛、神经衰弱头痛、头昏、肢休麻木、失眠等症的治疗。

4. 保健品应用

（1）天麻桂圆饮　天麻片10g，桂圆30g，煎水，每日2～3次。可用于治疗气血不足引起的失眠、头晕目眩及风湿引起的肢体麻木酸痛等。

（2）天麻茶　天麻片3～5g，绿茶1g。沸水冲泡，饭后热饮。对头昏目眩、耳鸣口苦、惊恐、四肢麻木、手足不遂、肢搐等重症，有较好的防治作用，兼患高血压者尤宜。

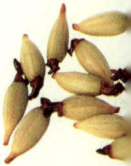

四、市场动态

天麻属于贵重常用中药材，在20世纪70年代以前的商品药材均为野生，临床使用量不大，年产销量平均100多吨，价格大约在5～8元/千克，药材资源主要来自贵州、云南、四川、陕西省区。但从70年代后期至80年代，随着天麻野生资源的极度破坏，商品药材需求逐年攀升，1975年全国天麻收购不足50吨，野生天麻价格升至12～18元/千克，至1988年达到160～180元/千克。野生资源的严重匮乏，促进了人工天麻栽培技术取得成功，并在20世纪70年代得到推广，1980年栽培天麻的产量为150吨，至1985年达600吨，结束了天麻长期产不足销的历史。

进入90年代，全国的天麻产量已经超过1000吨，市场货源充足，市价持续下滑，以至药农种植天麻的积极性受到极大的影响。1991年各天麻产区种植转向低潮，当年产量仅在300吨左右，产不足销，以至价格开始回升至100元/千克。1992年天麻价格继续大涨，在当年下种前后价格攀升至180元/千克。高价格刺激了种植，到1994年产区种植面积迅速回升，年产量超过1000吨，产量最大时达到1600～1800吨，市场供需开始出现饱和，在当年秋季天麻产新时价格开始回落至150元/千克。因库存量庞大，在之后的几年时间里，天麻价格持续下降，到1995年秋，价格下滑至60元/千克。天麻在经历了1993～1997年4年的漫长低价期后，种植面积有所减少，社会积压库存开始得到良好消耗，1997年天麻价格才开始出现回升。到1999年价格开始由60～80元/千克不断攀升至150元/千克，种植面积开始逐渐增大。

2000年因自然灾害，造成天麻减产严重，价格再次攀升至140～160元/千克，最高时达到170元/千克，一直持续到2001年秋季产新前。2002年8月天麻价格开始跌落至100元/千克以下，并一路下滑到年底的50元/千克。持续5年价格走低后，到2007年天麻价格开始出现起色，到2009年统货由之前的50元/千克，上升至70元/千克。2010年天麻价格开始上升至100元/千克以上，药农种植天麻积极性得到进一步提高，但因当年安徽、湖北等主产区雨水偏多，天麻单产下降，造成天麻价格一路走高，市价达到180元/kg。到2011年11月产新后，天麻价格有所回落，价格降至85元/千克，12月以后天麻价格持续保持在120元/千克价位。到2012年，天麻价格上升至140元/千克左右，该价位一直持续到2017年春。

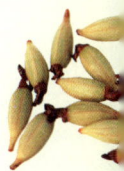

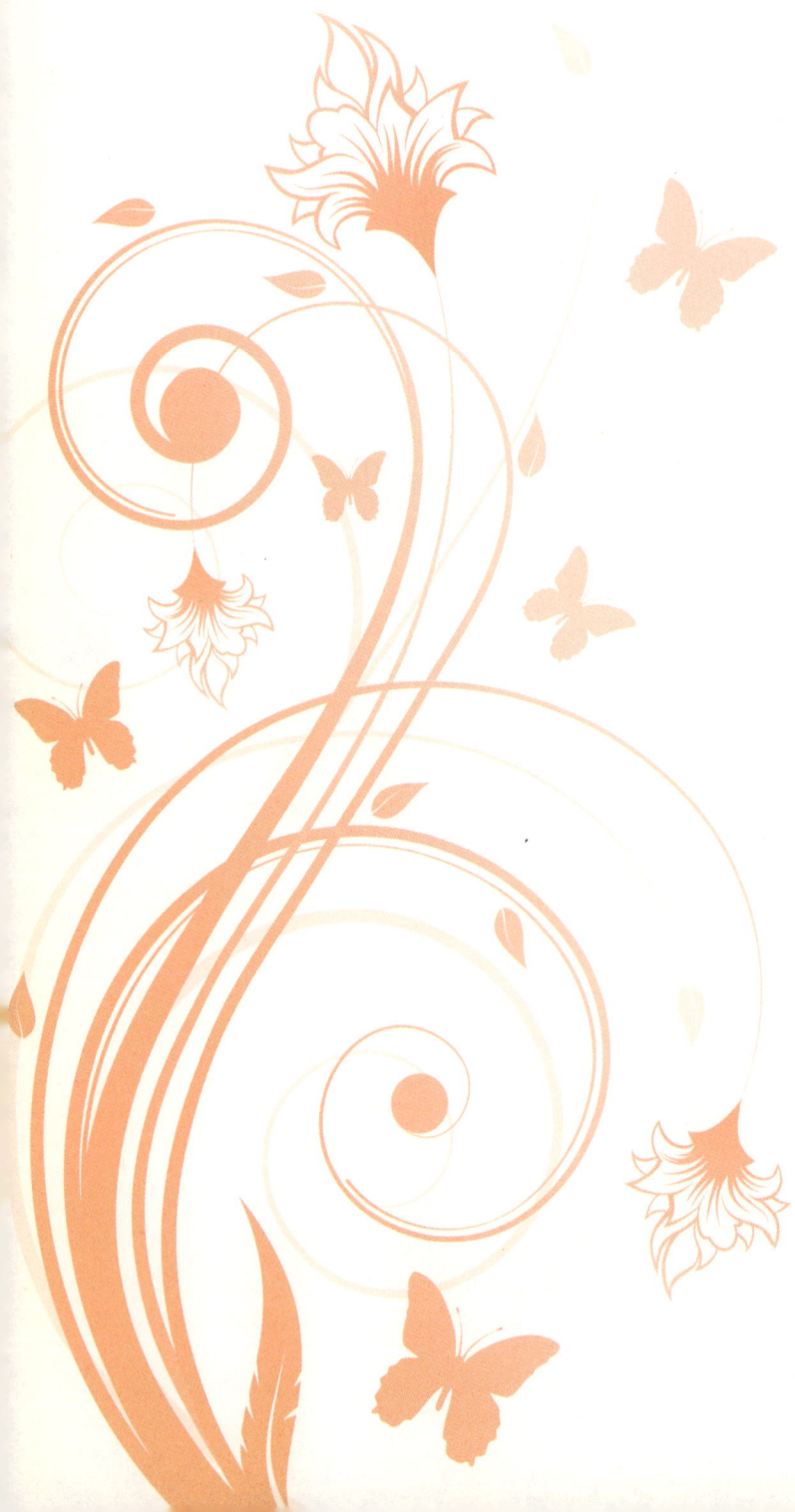

参考文献

［1］中国科学院中国植物志编写委员会. 中国植物志（第18卷）［M］. 北京：科学出版社，1999，28–39.

［2］周铉，陈新启. 国产天麻属的整理［J］. 云南植物研究，1983，5（4）：361–368.

［3］彭成. 中华道地药材（下册）［M］. 北京：中国中医药出版社，2011，3670–3687.

［4］周昌华，韦会平. 天麻栽培技术［M］. 北京：金盾出版社，2004.

［5］姚宗凡，黄英姿. 常用中药材种植技术（第二版）［M］. 北京：金盾出版社，2003.

［6］徐锦堂. 中国天麻栽培学［M］. 北京：北京医科大学，中国协和医科大学联合出版社，1993.

［7］云南名特药材种植技术丛书编委会. 天麻［M］. 昆明：云南科技出版社，2013.

［8］DB53/T 684. 4–2015，昭通乌天麻第4部分：种子生产技术规程［S］. 昆明：云南省质量技术监督局，2015.

［9］DB53/T 684. 7–2015，昭通乌天麻第7部分：种苗（白头麻）质量要求［S］. 昆明：云南省质量技术监督局，2015.

［10］宋晓平. 最新中药栽培与加工技术大全［M］. 北京：中国农业出版社，2002，118–123.

［11］袁崇文. 中国天麻［M］. 贵阳：贵州科技出版社，2002.

［12］宫喜臣. 天麻标准化生产技术［M］. 北京：金盾出版社，2010.

［13］郭兰萍，黄璐琦，谢小亮. 道地药材特色栽培及产地加工技术规范［M］. 上海：上海科技出版社，2016，204–211.

［14］史轶范，刘静. 豫西南地区天麻有性繁殖高产技术［J］. 食药用菌，2011，19（4）：40–41.

［15］国家药典委员会. 中华人民共和国药典（一部）［M］. 北京：中国医药科技出版社，2015，58–59.

［16］李文兰，范玉奇，王艳萍，等. 均匀设计法优选天麻中天麻苷和天麻总苷的提取工艺［J］. 中成药，2007，29（1）：57–60.

［17］尼玛卓玛，刘涛，尼珍. 苯酚–浓硫酸法测定西藏天麻中多糖含量的条件优化［J］. 安徽农业科学，2011，39（8）：4564–4566.

［18］汪群红，胡敏. 天麻的真伪鉴别［J］. 中国药业，2013，22（12）：154–155.

［19］刘道平. 天麻及其伪品鉴别［J］. 光明中医，2008，23（8）：1197–1198.

［20］周俊，浦湘渝，杨雁宾. 新鲜天麻的九种酚性成分［J］. 科学通报，1981，（18）：1118–1120.

［21］冯孝章，陈玉武，杨峻山. 天麻化学成分的研究［J］. 化学学报，1979，37（3）：175-181.

［22］周俊，杨雁宾，杨崇仁. 天麻的化学研究——I. 天麻化学成分的分离和鉴定［J］. 化学学报，1979，37（3）：183-189.

［23］张伟，宋启示. 贵州大方林下栽培天麻的化学成分研究［J］. 中成药，2010，41（11）：1782-1785.

［24］马戈，刘宝峰，谢文斌，等. 微波萃取-气质联用分析天麻挥发油［J］. 长春工程学院学报，2010，11（1）：114-116.

［25］王文兴，方波，杨廉玺，等. 昭通野山和栽培天麻中微量元素及氨基酸化学成分研究［J］. 云南中医学院学报，1994，17（4）：1-5.

［26］涂雪莲，范巧佳. 不同产地天麻氨基酸的含量测定［J］. 氨基酸和生物资源，2013，35（4）：64-67.

［27］任德成. 天麻的药理研究及临床应用［J］. 江西中医学院学报，1998，10（3）：142-143.

［28］尚伟芳，于澍仁. 天麻药理作用研究进展［J］. 中草药，1997，28（10）：629-632.

［29］杨世林，兰进，徐锦堂. 天麻研究进展［J］. 中草药，2000，31（1）：66-69.

［30］郑卫红，钱金萍. 尼莫地平与乌红天麻种麻的协同镇痛疗效的研究［J］. 时珍国医国药，2005，16（5）：381-382.

［31］刘智，李诚秀，李玲. 天麻粉不同粒径的镇静镇痛作用研究［J］. 中国现代应用药学杂志，2002，19（5）：383-385.

［32］任世兰. 天麻对血管阻力和耐缺血缺氧能力的影响［J］. 中草药，1992，（6）：302-304.

［33］罗正荣，罗红琳，肖静，等. 天麻素对麻醉犬动脉血管顺应性和血流动力学的作用［J］. 航天医学与医学工程，1994，（A06）：39-45.

［34］徐坚，陶陶，何燕，等. 天麻及电针对大鼠脑缺血再灌注损伤及P53基因表达的影响［J］. 中华中医药杂志，2004，19（11）：659-661.

［35］陈婉辉，陈嘉元，王志明，等. 天麻对大鼠急性肾缺血再灌注损伤的保护作用［J］. 河南职工医学院学报，2005，17（2）：72-74.

［36］刘凌钊，陈婉辉，邓慧，等. 天麻在肾缺血再灌注损伤中的作用机制［J］. 广东医学杂志，2005，26（7）：910-911.

［37］周本宏，张洪，罗顺德，等. 天麻提取物对小鼠学习记忆能力的影响［J］. 中药药理与临床，1996，（3）：32-33.

［38］孔小卫，柳听义，关键. 天麻多糖对亚急性衰老模型小鼠自由基代谢的影响［J］. 安徽大学学报，2005，29（2）：95-99.

［39］郑卫红，钱金萍，郑世玲. 尼莫地平对天麻种麻抗小鼠疲劳耐缺氧的协同作用探析［J］. 辽宁中医杂志，2005，32（8）：851-852.

［40］杨箐，白秀珍，孙黎光，等．天麻水煎剂对醋氨酚引起肝损伤的保护作用及机制研究［J］．数理医药学杂志，2003，16（5）：453–455．

［41］吕昊哲．半夏白术天麻汤加减治疗痰浊中阻型高血压病52例［J］．中国医药现代远程教育，2008，（2）：24–27．

［42］邓中甲．方剂学［M］．北京：中国中医药出版社，2003．

［43］苏钦峰．川芎天麻散治疗偏头痛300例疗效观察［J］．中国医疗前沿，2008，3（16）：82．

［44］杨建红．半夏白术天麻汤加味治疗内耳性眩晕200例［J］．实用中药内科杂志，2009，23（2）：47–48．

［45］张兵．半夏白术天麻汤治疗梅尼埃病患者60例［J］．陕西中医，2008，29（7）：866．

［46］陈春芳．天麻素注射液配合氧疗治疗失眠症39例［J］．云南中医中药杂志，2008，29（6）：76–77．

［47］陆新．加味天麻钩藤饮治疗高脂血症50例［J］．广西预防医学，2003，9（S1）：126–127．

［48］乔树真，王杰，白彩娥．定颤汤治疗帕金森综合征42例［J］．陕西中医，2003，24（2）：138．

［49］邱世忧．天麻药膳［J］．医学文选，1990，（6）：41–42．

［50］支世敏．天麻产销趋势分析［J］．中国现代中药，2014，16（10）：852–856．

［51］张利国，张权，余丽英，等．天麻的价值市场调查及建议［J］．药用植物，2008，（9）：39–41．

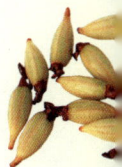

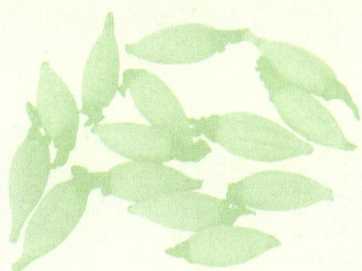